Carl-Auer

Ich widme dieses Buch meiner Frau Celia. Sie ist eine wirklich erstaunliche Frau, und ich schätze mich überaus glücklich, sie seit über 38 Jahren an meiner Seite zu wissen.

Ich liebe sie weitaus mehr, als sie jemals ahnen wird.

Ich habe in meinem Leben Tausende von Entscheidungen getroffen, doch sie zu bitten, mich zu heiraten, war und ist allezeit meine großartigste Entscheidung.

Und ihre Einwilligung in meine Bitte ist das größte Geschenk, das ich jemals erhalten habe.

Patrick McCarthy

Wie man Angst in nur vier Therapiesitzungen heilt

Aus dem Englischen von Theo Kierdorf

2019

Themenreihe: »Hypnose und Hynotherapie«
hrsg. von Bernhard Trenkle
Umschlaggestaltung: Uwe Göbel
Satz: Verlagsservice Hegele, Heiligkreuzsteinach
Printed in Germany
Druck und Bindung: CPI books GmbH, Leck

MIX
Papier aus verantwortungsvollen Quellen
FSC® C083411

klimaneutral
Mehr Bäume.Weniger CO_2

Erste Auflage, 2019
ISBN 978-3-8497-0317-2 (Printausgabe)
ISBN 978-3-8497-8205-4 (ePUB)

Aus dem Englischen übersetzt von Theo Kierdorf

Bibliografische Information der Deutschen Nationalbibliothek:
Die Deutsche Nationalbibliothek verzeichnet diese Publikation
in der Deutschen Nationalbibliografie; detaillierte bibliografische
Daten sind im Internet über http://dnb.d-nb.de abrufbar.

Informationen zu unserem gesamten Programm, unseren Autoren
und zum Verlag finden Sie unter: **www.carl-auer.de**.

Wenn Sie Interesse an unseren monatlichen Nachrichten haben,
abonnieren Sie den Newsletter unter http://www.carl-auer.de/newsletter.

Carl-Auer Verlag GmbH
Vangerowstraße 14 • 69115 Heidelberg
Tel. +49 6221 6438-0 • Fax +49 6221 6438-22
info@carl-auer.de

Inhalt

Vorwort

Hypnotherapie von Angststörungen in nur vier Stunden – geht das? Wenn man die Mentalität eines Taxifahrers mit der des Hofmalers des chinesischen Kaisers verbindet, lautet die Antwort: Ja, das geht.

Patrick McCarthy sagte einmal zu mir: »Ich bin halt so ein typischer Taxifahrer-Therapeut.« Ich muss ihn wohl etwas verwirrt angeschaut haben, denn er fragte: »Weißt du nicht, was ein Taxifahrer-Therapeut ist?« Patrick erklärte mir die Metapher über eine Frage: »Hat Dich jemals ein Taxifahrer beim Einsteigen gefragt: ›Oh, woher kommen Sie?‹?« Ich musste schmunzeln. Natürlich fragt ein Taxifahrer immer: Wohin soll es gehen?

Es ist zum einen die stringente Ziel- und Lösungsorientierung seines Ansatzes, die diese kurze Therapiezeit ermöglicht. Einen zweiten wesentlichen Faktor seiner Effizienz möchte ich an der Geschichte des chinesischen Kaisers und seines Hofmalers illustrieren. Über diese Geschichte versteht man wahrscheinlich den besonderen Wert dieses Buches.

Der chinesische Kaiser hat einen Lieblingshahn. Ein wunderschönes Tier. Er beauftragt seinen Hofmaler, dieses stolze, schöne Tier in einem Gemälde zu verewigen. Es vergehen Wochen und Monate und der Maler versichert dem Kaiser wieder und wieder, dass er an der Arbeit sei. Als nach einem Jahr das Bild immer noch nicht geliefert ist, stürmt der Kaiser verärgert ins Atelier und droht dem Hofmaler mit Konsequenzen. Dieser zieht Schubladen über Schubladen auf. Darin sind Hunderte von Gemäldestudien von diesem Hahn. Manchmal nur der Kopf, manchmal nur die Füße, aber auch der ganze Hahn, gemalt in den unterschiedlichsten Techniken. Der Kaiser ist immer noch verärgert und meint: »Und jetzt? Warum habe ich mein Bild noch nicht?«

Der Maler setzt sich hin und malt mit nur wenigen geschmeidigen Pinselstrichen ein fantastisches Bild des Hahns und überreicht es dem Kaiser mit einer Verbeugung.

Als ich Patrick McCarthy in Neuseeland unterrichten sah, war ich fasziniert, wie sorgfältig und feingliedrig er seine therapeutische Kommunikation reflektiert und analysiert. Er konnte seine Vorgehensweisen Schritt für Schritt bis in kleine Details darstellen. Wie der chinesische Hofmaler verfügt er offensichtlich über Hunderte von Schubladen mit solchen Studien. Seine Mikro-Analyse suggestiver verbaler und nonverbaler Kommunikation macht den zusätzlichen besonderen Wert dieses Buches aus.

Etwas hinkt der Vergleich mit dem chinesischen Hofmaler allerdings: Jener hatte über ein Jahr Studien betrieben. Pat McCarthy betreibt die Reflexion seiner therapeutischen Kommunikation und weitere kunstvolle Optimierung offensichtlich seit Jahrzehnten, und er hat vermutlich mehr Patienten gesehen und behandelt als die meisten von uns.

Davon werden beginnende Fortgeschrittene genauso profitieren wie fortgeschrittene Beginner.

Bernhard Trenkle
Präsident der International Society of Hypnosis (ISH)

Einleitung

Angst in all ihren Formen, Stärken und Varianten, ob generalisiert oder spezifisch, ist die Störung, die zu behandeln ich in meiner Funktion als medizinischer Hypnotherapeut zweifellos am häufigsten gebeten werde. Angst und Panik sind die Gründe für über 60 Prozent meiner Konsultationen.

Bei der Behandlung von Angst- und Panikstörungen fühle ich mich generell sehr zuversichtlich.

Ich lächle und erkläre Patienten, die mich wegen eines Angstproblems aufsuchen, dass ich ihnen helfen kann.

Ich erkläre dies sehr zuversichtlich, weil ich weiß, dass ich im Laufe der 26 Jahre meiner hypnotherapeutischen Arbeit Tausenden von Menschen mit Angst und Panik geholfen habe. Meine Zuversicht basiert auf dieser großen Erfahrung und auf dem Feedback so vieler Patienten, die mir dankbar bestätigt haben, dass sie sich völlig geheilt fühlen.

Wenn jemand mich fragte, weshalb ich so sehr davon überzeugt sei, dass Hypnose ihnen helfen könne, ihre Angst oder Panik zu heilen, obwohl vorangegangene monate- oder sogar jahrelange Beratungssitzungen dies nicht geschafft und viele andere Therapeuten ihnen bereits mit den verschiedensten Methoden vergeblich zu helfen versucht hätten, pflege ich auf ihre sehr verständliche Nachfrage wohlüberlegt, wenn auch indirekt zu antworten.

Ich halte dann einen Moment inne, trete in Blickkontakt und schaue ein wenig theatralisch nach oben rechts, als würde ich sehr ernsthaft über die beste Antwort auf diese Frage nachdenken.

Dann schaue ich den Patienten abermals an und lächle wieder.

»Ich werde Ihnen einen alten Witz erzählen, um Ihnen zu erklären, was Sie wissen wollen.

Es war einmal ein sehr, sehr betrunkener Mann, der umherstolperte und sehr lange den Boden unter einem Laternenpfahl absuchte. Ein Polizist sah ihn dabei und fragte ihn höflich: ›Alles in Ordnung, mein Herr?‹

Der Betrunkene schaute den Polizisten an und antwortete: ›Neiiin, Wachmeisser, schchchabe meine Autoschlüssel verlorn und (hick)... kannsiennnschfindn ... nirgens.‹

›Sie können doch in Ihrem Zustand kein Auto mehr fahren!‹

›Weisssich, Wachmeissser. Hab ein paar zu viel getrunken. Ein paar Whiskys. Weissichdoch ... Aber meine Schlüsselmussich trotzdem wiederfinden.‹

Der Polizist schaute sich auf dem Boden um, konnte aber keine Autoschlüssel entdecken.

›Sind Sie sicher, dass Sie die Schlüssel hier verloren haben?‹

›Neiiin. Natürch nicht. Schchchabe sie da drüben im dunklen Gestrüpp verlorn.‹

›Warum suchen Sie dann hier?‹

›Weil unter dem Laternenpfahl viel mehr Licht ist!‹«

Die meisten Menschen lachen über diesen Witz. Und meist gefällt ihnen auch meine ungewöhnliche Antwort auf ihre Frage.

Wie ich schon sagte, ist das ein ziemlich alter Witz. Aber ich benutze ihn trotzdem oft, wenn mich Patienten bitten, ihnen zu erklären, warum ich Hypnose als Behandlungsmethode bevorzuge und wieso ich meine, dass sie ihnen helfen könnte. Ich vermeide aber, erklären zu müssen, warum ich mich entschieden habe, die Frage durch Erzählen dieses Witzes zu beantworten, oder gar die in dem Witz enthaltene Botschaft zu erklären, sofern ich nicht ausdrücklich gebeten werde, dies zu tun.

Ich lasse meine Patienten also schließen, dass das Erzählen des Witzes eine sehr tiefgründige und indirekte Antwort auf ihre Frage ist.

Die ungewöhnliche Beantwortung ihrer eigentlich nahe liegenden Frage ist eine sehr wirkmächtige Metapher, die viel über die Sinnlosigkeit jener oft erfolglosen Therapien sagt, die sich am falschen Ort auf die Suche nach den Ursachen von Problemen und nach Möglichkeiten, sie zu lösen, machen.

Außerdem weist die Antwort darauf hin, dass sich ein völlig anderes Vorgehen als sehr nützlich erweisen könnte.

Lesen Sie den obigen Witz noch einmal, und denken Sie darüber nach, zu welchem Schluss ein Zuhörer wahrscheinlich kommt. Wird er wohl denken, dass ich nur irgendein weiterer Therapeut bin, der ihm zu helfen versuchen wird, mit seiner Angst fertigzuwerden?

Mir persönlich ist keine schnellere Methode bekannt, auf die riesigen Vorteile hinzuweisen, die das Erlernen und die Anwendung der Kunst der Hypnose zu bieten hat. Indem ich mich in den ersten Minuten meiner ersten Begegnung mit einem Patienten dafür entscheide, als Antwort auf eine ernst gemeinte Frage diesen Witz zu erzählen, erscheine ich in den Augen des Patienten ein wenig wie ein Mensch mit unberechenbarem Humor und einem generell hohen Maß an Unberechenbarkeit und Eigenart.

Und ich will ja auch gar nicht wie einer der Therapeuten erscheinen, die diese Patienten bisher kennengelernt haben und die ihnen nicht helfen konnten.

Viele Therapeuten halten bei Patienten, die wegen Angst oder Panik zu ihnen kommen, »unter der Laterne« (im Bereich des Bewusstseins) nach Antworten und Lösungen Ausschau. Beispielsweise entscheiden sie sich (im metaphorischen Sinne) dafür, eine systematische Rastersuche durchzuführen. Vielleicht greifen sie zu einem großen und sehr starken Vergrößerungsglas oder erhöhen die Leuchtkraft der Laterne. Doch was auch immer dieser Art sie versuchen mögen, sie werden niemals eine Lösung finden. Unter der Laterne ist die Lösung einfach nicht zu finden. Dazu müssen wir uns in die Dunkelheit und ins Gestrüpp begeben.

All die logisch nahe liegenden Möglichkeiten, die ich soeben erwähnt habe, eignen sich ausgezeichnet zur Verbesserung einer Suche. Doch wenn man am falschen Ort sucht, kann man nicht finden, was man sucht, so viel Mühe man auch aufwenden mag.

Wie wir alle wissen, lässt sich Angst durch besseres Verstehen oder Logik, durch Einsicht oder durch die Identifikation von Gründen – Fertigkeiten, die alle dem Bewusstsein zuzurechnen sind – einfach nicht vertreiben oder zumindest nicht verändern.

Die beste Methode, die verlorenen Autoschlüssel zu finden, besteht darin, einen Lichtgeber (eine Taschenlampe oder eine Fackel) ins dunkle Gestrüpp mitzunehmen. Dort wird man die Schlüssel dann wahrscheinlich finden.

Ich glaube, dass sich Angst und Panik nur im dunklen Gestrüpp (im Unbewussten) auflösen lassen. Deshalb wirkt Hypnose im Unbewussten, indem sie Werkzeuge des Bewusstseins nutzt. Und ich halte dies für die beste Möglichkeit zur Heilung von Angst, weil sich die Wurzel und die Lösung aller Angst im Unbewussten befinden.

Sinn und Zweck dieses Buches ist, Therapeuten, die wenig oder keinerlei Erfahrung mit Hypnose haben, ein scheinbar simples hypnotherapeutisches Verfahren zur Behandlung von Angst und Panik sorgfältig zu erklären, das seinen Zweck erfüllt und Angst und Panik bei den meisten Patienten, die wegen solcher Probleme zu mir kommen, heilt.

Die Therapie mag simpel erscheinen, aber sie ist keineswegs so simpel, wie sie auf den ersten Blick wirken mag.

Das vorliegende Buch ist ein Trainingshandbuch, das die Struktur meines Ansatzes zur Behandlung aller Arten von Angst und Panik erläutert. Angst ist Angst, und der Mechanismus von Angst ist immer der gleiche, welche Gründe die Angst auch haben mag, und die beschriebenen Methoden sind bei allen Spielarten von Angst und in allen denkbaren Situationen wirksam.

Ich habe meine Methode sehr detailliert erläutert und hoffe deshalb, dass sie ebenso wie mein ganzer Ansatz (von meinen Kollegen oft einfach »Die McCarthy-Methode« genannt) replizierbar und in jeder Anwendungssituation von jedem Therapeuten nutzbar ist, der Hypnose in vielfältigen Situationen anwenden will.

1 Aufnahmesitzung bei Angst und Panik

Angst und Panik sind die Störungen, die zu behandeln ich als Hypnotherapeut in Wellington, Neuseeland, am häufigsten gebeten werde.

Ich habe mittlerweile über 26.000 Patienten mit Hypnose behandelt. Von diesen litten über 10.000 unter Angst oder Panik, und die meisten von ihnen haben mir bestätigt, dass sie von ihrer Angst völlig geheilt worden sind.

Um die Aussage über meine Erfahrung auf diesem Gebiet zu präzisieren, möchte ich hier gleich zu Beginn einen sehr wichtigen Aspekt der Hypnose ansprechen.

Ich glaube nicht, dass ich jemals einen Menschen hypnotisiert habe!

Ich glaube ganz grundsätzlich nicht an den Sinn des Wortes »hypnotisieren«.

»Hypnotisieren« ist ein Verb, ein Wort für etwas, das man tut.

Ich ziehe es vor, mich in meiner Rolle als medizinischer Hypnotiseur mit dem Dirigenten eines Orchesters zu vergleichen und die Person, die mir auf einem anderen Stuhl gegenübersitzt, als eine Art Orchester, das ständig eine »nicht besonders gute Musik« spielt, zu verstehen. Meine Worte (das, was ich zu ihnen sage) sollen zur Grundlage für die neue Musik werden, die zu spielen sie lernen werden.

Meine Aufgabe besteht darin, dem Orchester wunderbare Musikstücke zum Spielen vorzulegen und mich wie ein Dirigent von Weltklasse zu verhalten. Einzig und allein das Orchester spielt die Musik. Der Dirigent produziert nicht einen einzigen Ton davon. Die Bewegungen des Taktstocks erzeugen keinen Ton.

Der Dirigent »musiziert« das Orchester nicht, ebenso wenig wie der Yoga-Lehrer die Teilnehmer seines Yoga-Kurses »yogisiert« und ein Hypnotiseur ganz bestimmt niemanden »hypnotisiert«. Diese Sicht der wahren Verhältnisse unterscheidet sich sehr stark von der üblichen Darstellung der Hypnose im Fernsehen und in Filmen.

Ich helfe Menschen zu lernen, wie sie die Hypnose am besten für sich nutzen und sich selbst hypnotisieren können.

Ich verzichte auch darauf, den Begriff »Hypnotherapie« zu benutzen.

Hypnose ist ein veränderter Bewusstseinszustand. Auch Narkose ist ein bekannter veränderter Geisteszustand. Wir reden nicht über eine »Narkosetherapie«, weil wir wissen, dass der Zustand der Narkose kaum an und für sich therapeutisch wirkt. Entscheidend ist und therapeutisch wirkt vielmehr der konkrete chirurgische Eingriff, der während einer Narkose durchgeführt wird.

Ärzte nutzen den Zustand der Narkose, weil er chirurgische Behandlungen möglich macht, die ein Mensch bei Bewusstsein kaum ertragen würde.

Therapeuten nutzen Hypnose, weil sie psychotherapeutische Behandlungen ermöglicht, die das Unbewusste andernfalls nicht ertragen könnte.

Entscheidend ist, was im Zustand der Hypnose gesagt wird, nicht die Hypnose an sich. Hypnose ist eigentlich keine Therapie, sondern eine Art, eine Therapie durchzuführen. Hypnose umgeht die kritische Wahrnehmung und die Zweifel und ermöglicht so Staunen.

Ich sage oft, dass sich bei einem Menschen im Zustand der Hypnose eine pessimistische »Ja, aber«-Mentalität in eine weitaus optimistischere »Warum nicht«-Mentalität verwandeln kann.

Hypnose erschließt eine Therapie des Möglichen.

Therapeutisch wirkt in einem veränderten Bewusstseinszustand – im Falle der Narkose – der *Inhalt* (bzw. der Gegenstand) des chirurgischen Eingriffs oder – im Falle der Hypnose – der konkrete psychotherapeutische *Inhalt*.

Entscheidend ist der *Inhalt*.

Deshalb beschäftigt sich dieses Buch so intensiv mit dem spezifischen Inhalt der vor und während der Hypnose genutzten psychotherapeutischen Techniken und weniger mit der Methode des Induzierens der Hypnose. Worte sind wichtig. Sie sind die Währung der Hypnose.

Die meisten meiner unter Angst leidenden Patienten kommen auf Empfehlung ihres Hausarztes, anderer Mitglieder ihrer Familie oder von Freunden zu mir. Manchmal waren auch Arbeitskollegen von ihnen früher einmal bei mir in Behandlung und sind mit deren Resultat sehr zufrieden, weil sie dadurch von Angst oder Panik geheilt wurden.

Sie wissen, dass ich ein Arzt bin, der sich auf medizinische Hypnose spezialisiert hat. Sie nehmen an, dass ich als Arzt erfahren und kompetent bin und sie im Einklang mit dem Stand der Wissenschaft, der ärztlichen Ethik, der Vertraulichkeit und mit ihrem Interesse an ihrer persönlichen Sicherheit behandeln werde.

Mein Ziel als Therapeut ist es, Menschen in vier kurzen Behandlungssitzungen zu einer deutlichen Besserung ihrer Angst- oder Panik-Probleme oder gar zu deren vollständiger Heilung zu verhelfen.

Die meisten meiner Patienten haben keine besonders leistungsfreudige Krankenversicherung und könnten sich eine zehn oder zwanzig Sitzungen umfassende Behandlung bei mir gar nicht leisten. In der Regel sind vier oder höchstens fünf Sitzungen das absolute Maximum dessen, was sie bezahlen können.

Als ich meine Praxis in Wellington eröffnete, zwangen mich die finanziellen Gegebenheiten, mir eine Behandlung für Angst und jede andere Art von Problemen, mit denen Patienten zu mir kamen, zu überlegen, die ihren finanziellen Rahmen nicht sprengte. Konnte ich mit einem Patienten nur vier Sitzungen durchführen, musste ich für jedes Problem, mit dem ich konfrontiert wurde, eine Lösung finden, die der Patient innerhalb von vier Sitzungen erlernt. Die Notwendigkeit ist die Mutter allen Erfindungsgeistes. Wie man arbeitet, hängt vom verfügbaren Zeitrahmen ab und muss ihm durch Expansion oder Kontraktion angepasst werden.

Jede meiner Therapiesitzungen dauert nur ca. 30 Minuten und lässt sich somit problemlos in eine standardmäßige einstündige Sitzung einpassen.

Die vier Therapiesitzungen für Angststörungen schließen die wichtige Aufnahmesitzung ein. In dieser ersten Sitzung entwickelt der Patient eine anfängliche Einschätzung meiner Person. Sie entsteht in den ersten Augenblicken, die er mit mir verbringt. Erste Eindrücke sind sehr wichtig. Die Aufnahmesitzung wird in Hypnoseausbildungen nicht sonderlich thematisiert, weil sich die meisten Ausbildungen – zumindest diejenigen, an denen ich persönlich teilgenommen habe – auf die Vermittlung bestimmter Hypnosemethoden konzentrieren. Dieses Kapitel über die Aufnahmesitzung ist daher das längste in diesem Buch. Ich werde zunächst meine Methodik und mein Ziel bei jeder Aufnahmesitzung mit Patienten, die unter Angststörungen leiden, erklären.

Wenn wir uns auf eine Reise begeben, sollten wir ein klares Ziel vor Augen haben. Dann können wir uns in Richtung dieses Ziels bewegen und werden das Ziel mit hoher Wahrscheinlichkeit auch erreichen.

Welches Ziel hat ein Therapeut in der Aufnahmesitzung mit einem Patienten, der unter einer Angststörung leidet?

Diese grundsätzliche Frage muss beantwortet sein, damit wir die Sitzung in die gewünschte Richtung steuern können.

Viele Therapeuten geben zu, dass jede ihrer Aufnahmesitzungen einzigartig und unstrukturiert ist und weitgehend von dem abhängt, was der Patient in die Sitzung mitbringt und worüber er sprechen will. Sie erklären mir, sie hätten gelernt, sich anzuhören, was der Patient im Sinn hat, und die Pläne und Wünsche des Patienten hätten in jedem Fall Priorität. Und natürlich behaupten sie dann frohgemut, sie seien patientenzentriert.

Andere Therapeuten haben mir gesagt, sie hätten gelernt, sich das Problem genauestens schildern zu lassen und diese Informationen dann zu nutzen, um die Ursachen des Problems zu ergründen und auf dieser Basis einen Plan zu entwickeln, um dem Patienten helfen zu können.

Die Aufnahmesitzung ist der Beginn unserer therapeutischen Reise mit dem Patienten. Und während der Patient sich das Ziel gesetzt hat, Hilfe für die Überwindung seiner Angstprobleme zu suchen, müssen wir als Therapeuten entscheiden, welches Ziel wir uns für die Aufnahmesitzung setzen. Versäumen wir dies, fehlt unseren Bemühungen die Zielgerichtetheit, und wir müssen einen unvorhergesehenen Ausgang der Sitzung in Kauf nehmen.

Das erste Zusammentreffen mit dem Patienten, die Aufnahmesitzung, sollte nach meiner Meinung nicht ausschließlich dem passiven Sammeln von Informationen gewidmet sein. Ich werde im Folgenden noch demonstrieren, wie viel man im Laufe einer sorgfältig geplanten Aufnahmesitzung initiieren und in therapeutischer Hinsicht erreichen kann.

Ich muss die Aufnahmesitzung nutzen, um einen guten Eindruck zu vermitteln und den Patienten vor allem begierig zu machen, auch zu den folgenden drei Therapiesitzungen zu kommen, weil das erforderlich ist, um die Angstbehandlung zum erfolgreichen Abschluss zu bringen.

Ich bin fest davon überzeugt, dass das wichtigste Ziel des Therapeuten in einer Aufnahmesitzung – ganz gleich, welches Problem der Patient hat – nicht die traditionelle Anamnese sein sollte, sondern dass es vor allem darum geht, *das Verlangen, zu allen vier Sitzungen zu erscheinen, und die Erfolgserwartung zu stärken.*

Ich möchte erreichen, dass die Patienten auch zu den restlichen Sitzungen kommen.

Wenn Patienten nach der ersten Sitzung nicht zurückkommen, ist der Grund in der Regel, dass sie die Aufnahmesitzung ohne gestärkte Hoffnung darauf verlassen, dass es sich lohnen wird, Zeit und Geld in die folgenden Sitzungen zu investieren, um hinsichtlich ihres Problems eine deutliche Verbesserung zu erreichen.

Wenn Patienten die Hoffnung haben, die eigene Situation verbessern zu können, motiviert sie das, zu den Folgesitzungen zu erscheinen.

Hoffnung und Erwartung werden durch Struktur, Ziel und Inhalte der Aufnahmesitzung zwangsläufig gestärkt oder geschwächt.

Die vielleicht sicherste Möglichkeit, Menschen davon abzubringen, sich für die Teilnahme an weiteren Sitzungen zu entscheiden, besteht darin, die Aufnahmesitzung ausschließlich auf eine detaillierte Anamnese zu verwenden, ohne den Patienten die Hoffnung zu vermitteln, dass ihr Zustand verbessert werden oder sogar eine vollständige Heilung möglich sein könnte. Sie verlassen die Aufnahmesitzung dann zwar mit dem Gefühl, dass Sie ihnen zugehört und sie vielleicht sogar verstanden haben, aber ohne ein Gefühl der Hoffnung entwickelt zu haben, das stark genug ist, um sie zu motivieren, die Arbeit mit Ihnen fortzusetzen.

Ich empfehle Ihnen dringend, sich Notizen darüber zu machen, wie viele Patienten Sie im Laufe des letzten Jahres nach einer einzigen Sitzung nicht mehr aufgesucht haben. Wie viele Patienten haben sich entschieden, nicht mehr zu einer zweiten Sitzung zu Ihnen zurückzukehren? Ich persönlich mache mir solche Notizen.

Ich verliere auf diese Weise etwa zwei Patienten pro Jahr.

Dies sind die Patienten, denen ich nicht genug Hoffnung vermitteln konnte. Sie sind meine therapeutischen Misserfolge.

Aber sie sind für mich auch eine wertvolle Ressource, denn sie zeigen mir, wie ich mein Vorgehen optimieren und meinen Patienten noch besser Hoffnung vermitteln kann.

Ich bin der Meinung, dass Patienten ihre Aufnahmesitzung mit dem Glauben an die Möglichkeit und mit der Hoffnung verlassen müssen, dass ihre Angst- oder Panikprobleme wirklich geheilt, also nicht nur verringert werden können.

Diesen wichtigen Aspekt der therapeutischen Arbeit, sie zu beeindrucken, kann ich nicht einfach dem Zufall überlassen. In der Aufnahmesitzung muss zwingend Hoffnung entstehen, weil die Patienten andernfalls auf die Teilnahme an weiteren Sitzungen verzichten könnten.

Deshalb kann ich nicht zulassen, dass ein Patient selbst über den Inhalt der Aufnahmesitzung entscheidet. Diese Sitzung ist einfach zu wichtig, als dass man es dabei bewenden lassen könnte, nur die Fallgeschichte aufzunehmen. Ich choreografiere diese Sitzung sehr sorgfältig und so genau wie möglich, um so weit wie möglich zu steuern, was in dieser ersten Sitzung geschieht.

Die Aufnahmesitzung dauert nur 30 Minuten, und jede Minute muss dazu genutzt werden, den Patienten zu motivieren, zu den folgenden Sitzungen zu kommen, weil man ihm andernfalls nicht die drei Werkzeuge vermitteln kann, die er braucht, um seine Angst zu überwinden.

Ich habe immer wieder sagen hören, dass 80 Prozent der Arbeit eines Anstreichers in Vorbereitungen bestehen und nur 20 Prozent im Auftragen der Farbe. Je besser die Vorbereitung, umso besser das Resultat. Ähnlich verhält es sich bei der Hypnose. Ich bin fest davon überzeugt, dass die Qualität der auf die Details gerichteten Aufmerksamkeit in der Aufnahmesitzung für das Resultat der Therapie entscheidend ist.

Es folgt nun eine sehr detaillierte Beschreibung dessen, was in einer typischen Aufnahmesitzung für Patienten mit Ängsten jeder Art geschieht.

Ich werde Ihnen mein Vorgehen so genau wie möglich beschreiben. Sicherlich werden Sie verblüfft sein, wie kurz eine Anamnese ausfällt, die ich für wirklich wichtig halte.

Es geht mir nicht darum, es irgendeinem anderen Therapeuten gleichzutun, den mein Patient vor mir kennengelernt hat.

Mein Ehrgeiz zielt vielmehr darauf, eine gern gesehene Abwechslung zu sein.

Ich bin in Schottland aufgewachsen und nach langjähriger Tätigkeit als Allgemeinmediziner zur Hypnose gekommen. Schottland hat eine lange Schiffsbautradition, in der stets das Finden von Lösungen im Vordergrund stand, nicht die Erforschung von Ursachen. Deshalb bin ich es gewöhnt, Menschen zu behandeln, ohne vor Beginn der Therapie über die Entstehungsgeschichte ihrer Probleme im Bilde zu sein.

Als Allgemeinmediziner brauche ich nicht die ganze Familiengeschichte eines Menschen zu kennen, der wegen eines verstauchten Knöchels zu mir kommt. Und ich brauche die Vorgeschichte eines

Patienten auch nicht, um ihn wegen einer akuten Mandelentzündung zu behandeln.

Im Übrigen glaube ich, dass schon das Erstellen einer klassischen Anamnese als solches bei manchen Patienten eine ungünstige Nebenwirkung hat, nämlich dann, wenn dies bei ihnen die Überzeugung festigt, dass ihre augenblickliche Angst eine direkte oder indirekte Folge von Vorfällen ist, die sie in der Vergangenheit erlebt haben.

Und weil sich ihre Vergangenheit nun einmal nicht mehr verändern lässt, glauben sie, dass sie ihre Vergangenheit nie mehr loswerden und sich folglich auch niemals mehr verändern können.

Diese scheinbar logische Schlussfolgerung, derzufolge jeder Therapieversuch vergeblich sein muss, ist die Falle, die in einer Therapie bei detaillierter Anamnese stets lauert. Indem Patienten über ihre Lebensgeschichte berichten, können sie, ohne es zu wollen, in ihren eigenen Augen unabwendbar zu einem Opfer ihrer für immer feststehenden Vergangenheit werden.

Ich schätze mich glücklich, in einem Land zu leben und zu arbeiten, dessen Gesundheitsbehörde mir viel Freiheit zugesteht, meinen therapeutischen Ansatz nach eigenen Vorstellungen zu wählen. Das Gesundheitssystem Neuseelands verlangt von mir als Therapeut nicht, dass ich bei der Aufnahmesitzung eine detaillierte Anamnese erstelle.

Außerdem arbeite ich seit über 22 Jahren beruflich fast völlig auf mich gestellt als medizinischer Hypnotherapeut. Ich habe weder einen Mentor, noch leben in der näheren Umgebung meines Wohnortes Kollegen, die sich ebenfalls meiner Disziplin widmen.

Es steht mir völlig frei, als Therapeut so zu arbeiten, wie es nach meiner Auffassung für meine Patienten am besten ist. Es ist nicht nur möglich, sondern sogar wahrscheinlich, dass Sie, die Leser dieses Buches, sich nicht so glücklich schätzen können!

Für meine grundsätzliche Herangehensweise ist nicht die Maxime des *informed consent*, der Einverständniserklärung, nachdem der Patient ausreichend informiert wurde, ausschlaggebend. Ich orientiere mich vielmehr an meiner *Treuhänderpflicht* – einem Begriff, der hauptsächlich in der Rechtsprechung eine Rolle spielt.

Die Treuhänderpflicht ist der höchste Wert der Rechtspflege. Eine Person, die eine Treuhänderpflicht wahrnimmt, wird Treuhänder genannt, und eine Person, der ein Treuhänder verpflichtet ist, wird im

Rechtswesen meist Mandant oder Begünstigter genannt. Der Treuhänderpflicht gemäß muss ich mich jederzeit nach besten Kräften bemühen, allen meinen Patienten zu helfen, ihr Ziel zu erreichen.

Ich begrüße meine Patienten im Wartezimmer und nenne ihren Namen. Das zeigt ihnen, dass ich sie erwartet habe. Mir ist es sehr wichtig, den Namen korrekt auszusprechen. Dabei hilft mir, dass ich die Namen meiner Patienten in phonetischer Umschrift in meinen Terminkalender eintrage, wenn sie telefonisch einen Termin vereinbaren.

Das korrekte Aussprechen des Namens ist der Beginn des wichtigen Einstimmungsprozesses.

Anschließend biete ich allen Patienten noch im Wartezimmer als Willkommensgruß einen Händedruck an, verbunden mit einem warmherzigen und aufrichtigen Lächeln. Weil sich im menschlichen Gehirn Spiegelneuronen befinden, lächeln die meisten Menschen auf solch eine Begrüßung hin ebenfalls und erwidern den Händedruck.

Dann bitte ich die Patienten in meinen Behandlungsraum, in dem sich mehrere Sitzgelegenheiten befinden.

Oft sind sie sich anfangs noch nicht sicher, wo ich sie platzieren möchte.

Ich lotse sie zum »Therapiestuhl«. Das ist ein sehr bequemer Ledersessel, eindeutig der bequemste Sitz im ganzen Raum.

»Nehmen Sie den guten Sessel.«

Dieses großzügige Angebot von Behagen wissen sie mit Sicherheit zu schätzen, sobald sie sich auf dem Sessel niedergelassen haben und seine unglaubliche Bequemlichkeit spüren.

Auf diese Weise fördere ich in diesen ersten Sekunden unseres ersten Zusammentreffens den Eindruck, dass ich freundlich und großzügig bin und Wärme ausstrahle.

(Weil mein Therapiesessel so einzigartig und luxuriös ist – er stammt aus Norwegen und ist nach Neuseeland importiert worden –, glaube ich, dass das Platznehmen des Patienten auf diesem einzigartigen Sessel eine Art Pawlowscher Entspannungsreaktion hervorruft, die mit dem sehr angenehmen Sessel und dem Klang meiner beruhigenden Stimme assoziiert wird.)

Ich selbst lasse mich auf einer etwas einfacheren Sitzgelegenheit nieder, dem Patienten direkt gegenüber, und nehme dann ein digitales Aufnahmegerät in die Hand, begleitet von den folgenden Worten:

> »Wissenschaftliche Untersuchungen haben ergeben, dass wir 50 Prozent von dem, was wir hören, innerhalb von nur 24 Stunden vergessen und in den nächsten 24 Stunden abermals 50 Prozent von dem vom ersten Tag noch übrig Gebliebenen. Deshalb möchte ich unsere Sitzungen aufnehmen. Dann kann ich Ihnen eine Kopie von jeder Sitzung mitgeben, damit Sie sich an alles, was ich in unseren gemeinsamen Sitzungen gesagt habe, erinnern können.«

Diese Aufnahmen wirken auf einige Patienten sehr beruhigend, weil sie garantieren, dass ich nichts Merkwürdiges oder Ungehöriges sagen werde, das niemand anderes hören wollte. Außerdem stellen sie sicher, dass sich die Patienten getrost völlig auf das, was ich sage, konzentrieren können, ohne sich aktiv bemühen zu müssen, sich alles, was ich noch sagen werde, zu merken.

In Anbetracht der überzeugenden Belege für die Fehlbarkeit des Gedächtnisses ist es mir unbegreiflich, warum ein Therapeut, der möchte, dass sich seine Patienten an die Informationen erinnern, die er ihnen in einer Therapiesitzung übermittelt hat, seine Sitzungen mit Patienten *nicht* aufnimmt. Ohnehin haben die meisten meiner Patienten mittlerweile ein eigenes Aufnahmegerät in der Tasche. Sie nennen es Smartphone!

Therapie ist der Pädagogik oder der Lehrtätigkeit sehr ähnlich. Wir verfügen über wichtiges Wissen, dass wir unseren Patienten vermitteln wollen. Wir nutzen jede Therapiesitzung, um neue Fertigkeiten zu vermitteln, und wir wollen, dass unsere Patienten diese Fertigkeiten erlernen. Wodurch wird Lehren zu Lernen? Zwischen beiden Konzepten besteht eine Beziehung, sie sind aber nicht identisch.

Welcher Faktor ist für die Verwandlung des Lehrens in Lernen am wichtigsten? Jeder Lehrer sollte diese Frage beantworten können.

Die goldene Regel der Pädagogik lautet, dass Wiederholung der wichtigste Faktor ist, der Lehren zu Lernen macht.

Aber wie soll man etwas wiederholen, wenn man sich an das Gelehrte nicht vollständig erinnert?

(Beweis: An wie viel von dem, was ich bisher geschrieben habe und was Sie – da bin ich mir sicher – vollständig verstanden haben, können Sie sich genau erinnern? Ich vermute, dass Sie sich recht genau an den Witz am Anfang übe den Betrunkenen, der seine Autoschlüssel sucht, erinnern können, weil das ein ziemlich ungewöhnlicher Anfang

für ein Therapiehandbuch war. Wir können uns nun einmal generell besser an Dinge erinnern, die etwas ungewöhnlich sind und die uns überraschen.)

Nachdem ich Namen und Adresse meiner Patienten notiert habe und wie sie auf mich gestoßen sind, stelle ich ihnen die überraschende und unerwartete Frage:

»Was wollen Sie verändern?«

Die wohlüberlegte Eröffnungsfrage »Was wollen Sie verändern?« hat eine völlig andere zeitliche Orientierung als die Standardfragen, die zu stellen viele Therapeuten in ihren Ausbildungen gelernt haben: »Was ist Ihr Problem?« oder: »Weshalb sind Sie hierhergekommen?« oder: »Was kann ich für Sie tun?« Diese Fragen fordern die Patienten implizit auf, über ihre Vergangenheit und ihre Probleme zu sprechen.

Eine traditionelle Standardfrage zielt somit darauf, etwas über die Probleme und das bisherige Leben herauszufinden, indem man die Patienten darüber berichten lässt.

Hingegen fordert meine wohlüberlegte charakteristische Eröffnungsfrage die Patienten auf, mir etwas über ihre Zukunft zu sagen.

Menschen kommen nicht zur Therapie – ob zu mir oder zu einem anderen Therapeuten –, um so zu bleiben, wie sie sind.

Menschen kommen zur Therapie, um sich zu verändern ..., und weil Veränderungen grundsätzlich in der Zukunft stattfinden, halte ich es für sehr wichtig, auf die Zukunft zu fokussieren und somit darauf, dass die Therapie zu einer Veränderung führen wird. Diese direkte Vorgehensweise konzentriert mittels der wohlüberlegten Eröffnungsfrage das therapeutische Handeln auf das Ziel, eine Veränderung zu erreichen.

Ich gebe gern zu, dass viele Patienten meine ungewöhnliche Eröffnungsfrage so beantworten, als hätte ich ihnen die »Was ist Ihr Problem«-Frage gestellt, die zu hören sie vermutlich erwartet hatten.

Oft berichten sie mir zu Beginn der Sitzung über ihre Schwierigkeiten, und sie erklären mir, dass sie nicht ängstlich oder aufgebracht sein wollen.

Würde ich es zulassen, verwendeten sie wahrscheinlich die ganze Aufnahmesitzung darauf, mir über alle möglichen Erlebnisse zu berichten.

Das lasse ich nicht zu!

Die nächsten Minuten verbringe ich damit, alle mir besonders wichtig erscheinenden Äußerungen meiner Patienten aufzuschreiben, ihnen genau zuzuhören, Blickkontakt zu ihnen zu halten, zu nicken und ihnen in anderer Form verbal und nonverbal in wichtigen Augenblicken mein Verstehen zu signalisieren. In dieser frühen Phase überlasse ich es weitgehend den Patienten zu reden. Ich höre ihnen genau zu und sorge dafür, dass sie dies auch registrieren. Dies wird aktives Zuhören genannt.

Manchmal wiederhole ich eine wichtige Phrase, die ein Patient benutzt, langsam und mit Pausen wörtlich, mit sehr empathischer Stimme und in Verbindung mit entsprechender Mimik und Gestik.

Ein Beispiel: »Seit fünf Jahren ist es mir nicht gelungen, in ein Flugzeug zu steigen, und ich hasse das, weil meine Tochter in London lebt.«

Ich: »Es ist Ihnen also ... seit fünf Jahren ... nicht gelungen ..., in ein Flugzeug zu steigen ..., und Sie hassen das ..., weil Ihre Tochter in London lebt.«

Noch nie hat jemand daraufhin gesagt: »Das habe ich doch gerade selbst gesagt.« Ganz im Gegenteil. Die Patienten lächeln dann oft erleichtert und sagen: »Sie sind der Erste, der mich wirklich versteht.« Dies ist dann ein weiteres Zeichen für das Bestehen des Zustandes der Eingestimmtheit.

Hätte ich die Äußerung paraphrasiert und etwas gesagt wie: »Sie haben also wirklich ein großes Problem mit Ihrer Flugangst, weil Ihre Tochter in Übersee lebt«, hätte der Patient sich nicht sicher sein können, ob ich ihm wirklich zugehört und ihn wirklich gehört hätte. Wahrscheinlich dächte er in diesem Fall, ich hätte ihn nicht wirklich verstanden.

Wiederhole ich seine Worte hingegen wörtlich, so habe ich ihm offensichtlich sorgfältig zugehört und wirklich jedes seiner Worte registriert. Dieses sorgsame Zuhören ist die einzige Methode, die es mir ermöglicht, seine Worte wirklich wörtlich zu wiederholen. Ich gebe seine eigenen Worte wieder.

Wörtliche Wiederholungen werden vom Gesprächspartner nur selten bewusst erkannt. Unbewusst jedoch merken die Patienten, dass meine Äußerung perfekt ihre eigenen Gedanken spiegelt. Sie wissen dann sofort, dass ich ihnen aktiv zugehört habe.

Patienten gefällt es zu wissen, dass sie mit einem Arzt sprechen, der ihnen aktiv zuhört. Offenbar ist der Prozess des aktiven Zuhörens bei Therapeuten nicht besonders verbreitet. Meine Patienten schließen dann unbewusst, dass ich sie wirklich verstehen und mich um sie sorgen will.

Nachdem sie ein paar Minuten lang über ihre Vergangenheit und ihre Probleme gesprochen und gemerkt haben, dass ich ihnen aktiv zuhöre, bringe ich sie meist durch leichtes Heben einer Hand und freundliches Lächeln zum Schweigen.

> »Meine Eröffnungsfrage lautete: ›Was wollen Sie verändern?‹ Nun, was wollen Sie? Sie haben mir gerade einiges darüber erzählt, was Sie *nicht* wollen. Natürlich tun das ziemlich viele Menschen in dieser Situation.«

Wenn Sie »natürlich« einfügen, schließen die Patienten, dass diese Art von Reaktion ziemlich normal ist. Fügen Sie dann noch hinzu, dass »ziemlich viele Menschen dies tun«, schließen sie, dass ihre unkorrekte Reaktion auch ziemlich häufig vorkommt. Deshalb wirkt diese Art zu reagieren eher beruhigend und wird nicht als Kritik wahrgenommen.

> »Sie haben mir gesagt, dass Sie keine Angst mehr haben wollen. Sie wollen sich nicht fürchten. Das kann ich gut verstehen. Mir geht es genauso. Wirklich genauso. Es klingt vernünftig. Sie wollen *nicht* Angst haben. Was ich aber tatsächlich wissen möchte, ist ..., was Sie positiv sein möchten. Versuchen Sie, mir das ausschließlich in positiven Formulierungen zu erklären.«

Wenn Patienten Schwierigkeiten damit haben, eine passende Antwort zu finden, führe ich an dieser Stelle oft eine nützliche Metapher an.

> »Stellen Sie sich beispielsweise einen Moment lang vor, ich würde als Therapeut einem Taxifahrer ähneln. Ein Taxifahrer will nicht wissen, wo Sie gewesen sind oder wie lange Sie auf das Taxi gewartet haben. Er braucht nichts über Ihre Vergangenheit zu wissen. Und er braucht auch nicht zu wissen, wohin Sie *nicht* fahren wollen.
>
> Mir zu erklären, dass Sie nicht nach Petone oder Newtown wollen, ist nicht besonders nützlich. Ein Taxifahrer will nur wissen, wohin Sie

tatsächlich fahren wollen. Die Frage eines Taxifahrers lautet immer: ›Wohin wollen Sie gefahren werden?‹

Also sagen Sie mir ... Was wollen Sie verändern? In welcher Hinsicht wollen Sie anders sein? Mir ist klar, dass es Menschen manchmal schwerfällt, das zu sagen, weil sie normalerweise nur an die Dinge denken, die sie *nicht* wollen. Können Sie mir sagen, welches positive Resultat Sie sich von der Therapie versprechen?«

Den meisten Menschen gefällt die simple Metapher des Taxifahrer-Therapeuten. Sie wissen, dass ein Taxifahrer nicht die Lebensgeschichte seiner Fahrgäste zu kennen braucht, und sie schließen daraus, dass ich nur zu wissen brauche, wohin sie kommen wollen. Allerdings ist es auch sinnvoll klarzumachen, dass diese Aufgabe zwar simpel klingen mag, aber letztlich doch nicht ganz so leicht zu realisieren ist.

Wenn es uns gelingt, uns über ein Ziel klar zu werden, dann wissen wir auch, wann wir dort ankommen werden. Wie sollen wir ohne ein klares Ziel wissen, wann wir ankommen werden oder ob wir schon dort eingetroffen sind?

Einige Patienten glauben jedoch, sie müssten mich über zahlreiche Einzelheiten, die ihre Vergangenheit betreffen, aufklären – wahrscheinlich weil praktisch jeder andere Therapeut, den sie wegen ihres Problems aufgesucht haben, sie dazu angehalten hat.

Ich habe festgestellt, dass bei solchen Menschen eine recht nette Art, sowohl ihren wahrgenommenen Bedürfnissen als auch meinen Bemühungen, die Sitzung zeitig zu beenden, gerecht zu werden, darin besteht, zu sagen:

»Wenn Sie meinen, dass ich unbedingt ein paar Details über Ihre Vergangenheit wissen sollte, damit ich Ihnen helfen kann, dann klären Sie mich darüber auf.

Natürlich reichen mir Stichpunkte. Sie brauchen mir nicht alle Einzelheiten zu schildern.«

Dies ist eine für alle Beteiligten sehr angenehme Art, Patienten zu gestatten, sich kurz über ihre Vergangenheit zu äußern, ohne zu sehr in die Einzelheiten gehen zu müssen.

Oft stelle ich fest, dass die Betreffenden geradezu erleichtert sind, weil sie sich nicht ausführlich über ihre Kindheit und Jugend oder über frühere Misserfolge und Traumata zu äußern brauchen.

Wäre das Erstellen einer detaillierten Anamnese das Einzige, was ich in meiner Aufnahmesitzung zustande brächte, würde es mich ehrlich gesagt überraschen, wenn es mir gelänge, viele meiner Patienten damit zu beeindrucken und sie dazu zu bringen, zu weiteren Sitzungen zu erscheinen.

99,9 Prozent meiner Patienten absolvieren sämtliche vorgesehenen Sitzungen.

Nach ein paar Versuchen, ein Ziel zu formulieren, und nötigenfalls mit ein wenig Hilfe meinerseits gelingt es uns in der Regel, ein Therapieziel festzulegen, etwas in der Art von: »Ich will jederzeit in der Lage sein, gelassen und ruhig zu fliegen.«

Ich wiederhole das formulierte Ziel wörtlich, sehr langsam und bedächtig:

> »Sie wollen also fliegen können ..., und zwar gelassen ... und ruhig ... jederzeit.«

Anschließend nicke ich anerkennend, lächle, halte einen Sekundenbruchteil inne und stelle dann, abermals lächelnd, fest:

> »Ich bin mir sicher, dass ich Ihnen beibringen kann, dieses Ziel zu erreichen.«

Wir sind also bei einem positiven Therapieziel angelangt, auf das ich mich mit dem Patienten geeinigt haben, und seit Beginn unseres ersten Treffens sind fünf Minuten vergangen.

Die Patienten wissen in diesem Moment, dass ich ihnen aktiv zugehört habe, und sie sind mit dem formulierten Ziel für die bevorstehende Therapie einverstanden.

Dies ist echte Eingestimmtheit.

Ich nehme an, dass die Patienten dann wahrscheinlich gern wüssten, wie ich die gewagte Behauptung, ich könne ihr Leben auf unglaubliche Weise verändern, untermauern kann.

Nun übernehme ich im Gespräch die Führung, und die Patienten hören zu. Ich erzähle ihnen die folgende Geschichte, die sie erstaunlicherweise so gut wie nie unterbrechen.

Ich werde einem Schauspieler ähnlich, der einen fesselnden Monolog vorträgt. Diesem liegt das folgende Skript zugrunde, das ich bei allen Menschen, die wegen Angst oder Panik zu mir kommen, fast wörtlich benutze, wobei ich natürlich einige persönliche Besonderheiten berücksichtige, die ich mir in den ersten Minuten meiner Begegnung mit dem Patienten gemerkt habe. Diese Personalisierung einiger Elemente dient dazu, unsere Eingestimmtheit noch zu verstärken.

»Ich nehme seit über 25 Jahren an Konferenzen über Hypnose und Psychologie teil, und ich habe festgestellt, dass die Eröffnungsfrage, die bei Angstproblemen gestellt wird, immer mit dem gebräuchlichen Wort WARUM beginnt.

Warum entwickeln wir Angst?

Darauf gibt es mindestens tausend Antworten, möglicherweise noch viel mehr.

Vielleicht wird die Angst durch das Einsteigen in ein Flugzeug ausgelöst, durch einen Besuch beim Zahnarzt, durch das Betreten eines Supermarkts, die Notwendigkeit, eine Rede zu halten, usw.

Gelegentlich habe ich auch gehört, dass die Eröffnungsfrage, die in solchen Fällen gestellt wird, mit einem anderen sehr gebräuchlichen Wort beginnt, dem Wort WAS.

Was bewirkt, dass wir Angst entwickeln?

Für die WAS-Fragen gelten die gleichen tausend und mehr Antworten wie für die WARUM-Fragen.

Deshalb haben Therapeuten, die Hypnose oder andere Methoden nutzen, viele Hundert Möglichkeiten entwickelt, eine große Zahl weitverbreiteter Ängste zu behandeln. Wahrscheinlich gibt es zahlreiche hypnotische Skripts, die beschreiben, welche Worte man bei bestimmten weitverbreiteten Problemen, die Angst erzeugen, benutzen sollte. So gibt es ein Skript für den Gebrauch von Hypnose beim Aufenthalt in einem Flugzeug, für das Warten im TERMINAL oder in der DEPARTURE LOUNGE, beim Warten auf den FINAL CALL (ich würde mir wünschen, bezüglich des Flugverkehrs würde eine völlig andere Terminologie benutzt!), oder beim Zahnarzt, bei einem Vorstellungsgespräch usw.

Eines Tages wurde mir klar, dass es, wenn es um Angst geht, weitaus besser wäre, eine WIE-Frage zu stellen.

Wie entwickeln wir Angst?

Wie viele Antworten auf eine WIE-Frage gibt es?

Keine Tausend, sondern eine einzige.

Die eine und einzige Antwort auf eine WIE-Frage hat auch Gültigkeit für jede der tausend WARUM- und WAS-Begründungen für Angst.
WIE ist der Mechanismus.
Der immer gleiche WIE-Mechanismus.
Der gleiche WIE-Prozess.
WIE ist eine ›technische‹ Frage. Und wenn wir die Antwort auf die WIE-Frage kennen, können wir durch Reverse Engineering die Lösung finden.
Wir brauchen nur das WIE zu erlernen und dann das Gegenmittel zum WIE zu finden.
Das Reverse-Engineering-Gegenmittel ist das, was ich das Heilverfahren für Angst oder Panik nenne und was in diesem Buch beschrieben wird.
Aber was ist das WIE von Angst?
Der Weg zur Entdeckung des WIE von Angst beginnt mit einem offensichtlichen Gemeinplatz *(Truismus)*.
Um uns ängstigen zu können, müssen wir ein Nervensystem haben. Hätten wir kein Nervensystem, könnten wir uns auch nicht ängstigen.
Natürlich kann man eine Katze, einen Hund, ein Kaninchen, eine Maus, einen Elefanten und sogar einen Löwen in Angst versetzen, weil alle diese Tiere wie wir ein Nervensystem haben.
Aber wissen Sie auch, dass wir Menschen zwei Nervensysteme haben?

Viele Patienten geben bereitwillig zu, dass sie das nicht gewusst haben.

Wir haben ein zentrales Nervensystem *(wobei ich meine rechte Hand erhebe)* und ein autonomes Nervensystem *(wobei ich meine linke Hand erhebe)*.
Unser zentrales Nervensystem ermöglicht uns, unsere Hand zu erheben *(was ich daraufhin mit der rechten Hand tue)*, die Hand wieder zu senken *(was ich daraufhin tue)*, sie vorzustrecken *(was ich daraufhin tue)* oder sie zurückzuziehen *(was ich ebenfalls tue)*.
Das zentrale Nervensystem ermöglicht mir auch, mit Ihnen zu reden, Ihnen zuzuhören und Sie anzuschauen.
Das autonome Nervensystem verstärkt und verringert die Pulsfrequenz *(wobei ich die linke Hand hebe und wieder senke)*, erhöht

und verringert den Blutdruck *(die gleichen Handbewegungen)*, erweitert und kontrahiert die Pupillen *(abermals die Handbewegungen)* und erhöht und verringert den Blutfluss *(erneut die Handbewegungen)*.

Heben und senken Sie Ihren rechten Arm. *(Der Patient tut dies.)* Das war leicht!

Und nun erhöhen und verringern Sie Ihren Blutdruck. Und erhöhen und senken Sie Ihre Herzfrequenz. Das ist nicht so leicht!

Nun, was glauben Sie, welches der beiden Nervensysteme Angst verursacht?

Glauben Sie, dass wir die Kontrolle über das zentrale Nervensystem haben, oder nehmen Sie an, dass wir gewöhnlich keine Kontrolle über das autonome Nervensystem haben?

Warten Sie auf eine Antwort; diese zeigt, dass Ihre Patienten zuhören und verstehen.

Korrekt! Es handelt sich um das autonome Nervensystem. Lassen Sie mich Ihnen nun noch ein wenig mehr über das autonome Nervensystem erklären.

Indem Sie sagen ›Lassen Sie mich erklären‹, bitten Sie subtil um Erlaubnis, mit dem Sprechen fortzufahren. Weiterzureden bedeutet, dass Sie die Erlaubnis dazu erhalten haben.

Das autonome Nervensystem umfasst zwei Arten von Nerven. Diese werden sympathisch und parasympathisch genannt.

Wenn Sie wollen, können Sie sich das sympathische Nervensystem als dem Gaspedal eines Autos ähnlich und das parasympathische Nervensystem als dem Bremspedal vergleichbar vorstellen.

Beachten Sie, dass ich eine Wahlmöglichkeit anbiete!

Ist das sympathische Nervensystem aktiviert, steigen die Herzfrequenz und der Blutdruck, die Pupillen weiten sich und die Blutzufuhr zu den großen Zehen wird eingeschränkt.

Und genau diese physiologischen Veränderungen treten in Zusammenhang mit Angst auf.

Angst ist immer mit sympathischer Hyperaktivität verbunden.

Ohne sympathische Hyperaktivität Angst zu entwickeln ist praktisch unmöglich.

Sympathische Hyperaktivität ist die Ursache eines Angstanfalls und aller mit Angst zusammenhängender Symptome.

Sympathische Hyperaktivität ist hinsichtlich des Erlebens von Angst das WIE.

Können Sie sich vorstellen, was parasympathische Hyperaktivität bewirkt? *(Warten Sie auf eine Antwort.)*

Genau. Sie senkt die Herzfrequenz und den Blutdruck, verengt die Pupillen und verstärkt die Blutzufuhr zu den großen Zehen.

Stellen Sie sich vor, was geschehen würde, wenn Sie die parasympathische Reaktion initiieren könnten, wann immer Sie wollten.

Stellen Sie sich vor, Sie könnten Ihre Herzfrequenz senken, Ihre Muskeln lockern, Ihre Atmung verlangsamen und sich jederzeit tief entspannen.

Pausieren Sie an dieser Stelle ein paar Sekunden lang, um die ungeheure Tragweite dieser Empfehlung einsinken zu lassen.

Sympathische Hyperaktivität *(Erheben der linken Hand)* bewirkt das, was ›Angstanfall‹ genannt wird. Sicherlich haben Sie diesen Ausdruck schon einmal gehört. Manchmal ist auch von einer Kampf-oder-Flucht-Reaktion die Rede.

Viele Menschen nicken daraufhin, weil sie den Begriff kennen.

Parasympathische Hyperaktivität hingegen *(ich erhebe meine rechte Hand)* verursacht das, was ich ... ›eine Entspannungsattacke‹ ... nenne. Eine Entspannungsattacke ist das Gegenteil einer Angstattacke. *(Viele Patienten lächeln über den ungewöhnlichen Ausdruck.)*

Stellen Sie sich vor, wie sich Ihr Leben verändern würde, wenn Sie, wann immer Sie wollten, in irgendeinem Teil Ihres Körpers eine Entspannungsattacke hervorrufen könnten. *(Es folgt eine weitere kurze Pause, um den Patienten die Möglichkeit zu geben, sich dies vorzustellen.)*

In Ihrer nächsten Sitzung bei mir werde ich Ihnen beibringen, eine Entspannungsattacke zu erzeugen, und Sie werden lernen, dies zu jedem von Ihnen gewünschten Zeitpunkt und in weniger als sechzig Sekunden zu tun.

Diese Fertigkeit würde Ihr Leben wirklich grundlegend verändern – da bin ich mir ganz sicher.

Und das ist ein wunderbarer Anfang, aber es reicht noch nicht.

An diesem Punkt sind nach meinen Erfahrungen die meisten Menschen extrem begierig, zur folgenden Sitzung zu kommen, um zu lernen, eine Entspannungsattacke hervorzurufen.

Die nächste naheliegende Frage – auch dies ist eine WIE-Frage – lautet natürlich:

»naheliegend« und »lautet natürlich« implizieren, dass die Patienten das Geschehen genau verfolgen und dass sie außerdem neugierig und intelligent sind.

Wie wird das sympathische Nervensystem hyperaktiv?

Hier kommen die Antworten auf die Warum- und Was-Fragen ins Spiel ..., aber ich habe herausgefunden, dass man sich nicht von den Tausenden von Möglichkeiten überschwemmen zu lassen braucht ..., sondern alle diese Antworten vier Kategorien zuordnen kann.

Und die vier Kategorien von Faktoren, die das sympathische Nervensystem aktivieren, sind:

unerwünschte Emotionen – etwa Furcht

unerwünschte Gedanken – ach du meine Güte!

unerwünschte physische Empfindungen – Bauchkrämpfe, ein Druck, der den Kopf wie ein Band umspannt

unerwünschte Vorstellungsbilder – Misserfolg, Demütigung, Sterben ... oder Schlimmeres.

Ein unerwünschter Trigger verursacht, was wir leichte Angst nennen.

Zwei Trigger gleichzeitig rufen mäßig starke Angst hervor.

Drei Trigger erzeugen starke Angst.

Vier Trigger gleichzeitig verursachen das, was Panik genannt wird, also sehr starke Angst.

Wie können wir uns von diesen unerwünschten Arten von Triggern lösen?

Leider taucht an diesem Punkt das erste Problem auf. Diese Frage zu beantworten hat mich viele Jahre gekostet.

Ebenso wie zwei Nervensysteme haben wir auch zwei Arten von Geist.

Wir alle haben einen bewussten Geist (das Bewusstsein) *(ich erhebe meine rechte Hand)* und einen unbewussten Geist (das Unbewusste) *(ich erhebe meine linke Hand).*

Das Bewusstsein steuert das zentrale Nervensystem, das Unbewusste steuert das autonome Nervensystem. Das Problem entsteht, weil das Bewusstsein mit Sprache arbeitet, in meinem Fall mit der englischen Sprache.

Das Unbewusste hingegen arbeitet mit Bildern und Symbolen. Es bedient sich sehr einfacher Mittel.

Wenn das Bewusstsein denkt: ›Ich bin nicht in Australien‹, versteht es das Konzept nicht. Dieses wird als Verneinungswort oder Negation bezeichnet. Der obige Satz bedeutet, dass ich mich in einem anderen Land als Australien befinden muss.

Das Unbewusste jedoch versteht nicht, was das Wort NICHT beinhaltet.

Stellen Sie sich beispielsweise einmal vor, was in Ihrem Unbewussten geschieht, wenn Sie die folgenden vier Sätze hören:

- Denken Sie nicht an einen rosa Elefanten mit blauen Punkten.
- Denken Sie nicht an den Eiffel-Turm in Paris.
- Denken Sie nicht an den Fäden ziehenden Käse auf einer Pizza.
- Denken Sie nicht an die Form Australiens auf der Landkarte.

Sicher haben Sie gemerkt, dass Ihr Unbewusstes die vier Bilder daraufhin fast augenblicklich erzeugt hat.

Das Wort NICHT ist unwirksam, wenn es um Vorstellungsbilder geht.

Es kann seinen Zweck dann einfach nicht erfüllen.

Und was noch schlimmer ist: Statt dass es hilft, sich von der negierten Vorstellung zu lösen, ruft es diese fast augenblicklich im Unbewussten hervor.

Das Gleiche gilt für alle anderen Verneinungsworte, die wir häufig benutzen.

NEIN, NICHT, KEIN, OHNE, WENIGER, NIE sind in Zusammenhang mit einem auf Vorstellungsbildern basierenden System völlig nutzlos.

Erraten Sie, was in Ihrem Unbewussten vor sich geht, wenn Sie Folgendes denken:

- Ich will nicht ängstlich sein.
- Ich will nicht aufgebracht sein.
- Ich will mich nicht fürchten.

Lassen Sie die Patienten selbst antworten. Ich habe nun selbst ziemlich viel gesprochen, und dies ist eine Chance, ihnen zu ermöglichen, selbst kurz aktiv zu werden.

Unser Unbewusstes wird durch die obigen Aussagen augenblicklich mit Konzepten wie Angst, Aufgebrachtheit und Furcht bombardiert.

Das erklärt, wieso der Wunsch, nicht ängstlich zu sein, uns augenblicklich ängstlich werden lässt.

Dies ist möglicherweise der Irrtum, dem Menschen hinsichtlich ihres Denkens am häufigsten unterliegen.

Sogar sehr intelligente Menschen sind verblüfft, wenn sie denken: ›Ich hoffe, ich werde keine Angst bekommen, wenn ich in das Flugzeug steige‹ und wenn dann im nächsten Moment ihre Herzfrequenz deutlich steigt und sie zu schwitzen anfangen. Ihnen ist einfach nicht klar, wie sinnlos es ist, NICHT zu denken.

Einige haben es aufgegeben, NICHT ängstlich sein zu wollen, weil es ihnen als sinnlos vorkommt, und sie haben sich entschlossen, etwas zu benutzen, das positiver klingt.

Sie wollen das Gegenteil von ängstlich sein. Deshalb wollen sie sich entspannen, ruhig sein und die Kontrolle behalten.

Unglücklicherweise denken sie dann oft etwas wie ...

›Ich will VERSUCHEN, mich zu entspannen. VERSUCHEN, mich zu beruhigen. VERSUCHEN, die Kontrolle zu behalten.‹

VERSUCHEN ist ein sehr gebräuchliches Wort.

Aber so sehr sie auch versuchen mögen, sich zu entspannen, sie stellen fest, dass ihre Angst noch intensiver und stärker wird. Oft versuchen sie so intensiv wie möglich, ihre Atmung zu verlangsamen oder sich abzulenken; aber das ändert nichts daran, dass sich ihr Zustand weiter verschlimmert und sie noch ängstlicher werden.

Vielleicht haben Sie in der Vergangenheit sehr viel Zeit damit verbracht, Ihre Atmung zu verlangsamen; »positiv« zu sein; sich zu beruhigen und zu versuchen, sich zu entspannen.

Sie werden es niemals schaffen, sich zu entspannen, wenn Sie solche Gedanken haben. Der Grund für diesen häufigen Misserfolg ist eine einfache sprachliche Falle. Das Wort VERSUCHEN bedeutet nicht, was Sie immer angenommen haben, und wahrscheinlich haben Sie in Ihrem ganzen Leben immer versucht, Ihr Bestes zu geben.

Was genau bedeutet das Wort VERSUCHEN?

VERSUCHEN ist ein sehr häufig benutztes Wort. Wahrscheinlich haben Sie VERSUCHEN immer für ein sehr positives Wort gehalten. Man hat Ihnen Ihr ganzes Leben lang empfohlen, Dinge zu versuchen. Man hat Sie aufgefordert, etwas mit allen Mitteln zu versuchen, weiter zu versuchen, etwas zu erreichen – etwas immer wieder zu versuchen, bis Sie es erreicht haben.

Ich bin mir sicher, dass Sie in Ihrer Kindheit und Jugend immer wieder gehört haben, Sie sollten Ihr Bestes VERSUCHEN. Sie sollten VERSUCHEN, Ihre Sache gut zu machen, und VERSUCHEN, gute Resultate zu erzielen. Sie sollten VERSUCHEN, einen guten Job zu bekommen. Sie sollten VERSUCHEN, einen Partner zu finden. Sie sollten VERSUCHEN, eine Familie zu gründen. Sie sollten VERSUCHEN, ein glückliches Leben zu führen. Vielleicht hat man Ihnen auch gesagt, wenn Sie es nicht VERSUCHEN würden, könnten Sie keinen Erfolg haben und würden dies auch nicht. Wenn Sie es nicht VERSUCHEN würden, würden Sie versagen.

Wahrscheinlich wird es Sie überraschen zu hören, dass das Unbewusste das Wort VERSUCHEN immer als negatives Wort versteht. Für das Unbewusste bedeutet VERSUCHEN so viel wie ›versagen‹, oder es stellt zumindest die Möglichkeit eines Misserfolgs in den Raum.

Ich würde sogar so weit gehen zu behaupten, dass das Wort VERSUCHEN der größte sprachliche Sabotageakt in allen Sprachen der Welt ist.

Doch wann und wie haben Sie dies unbewusst gelernt? Im Alter von zwei Jahren waren Sie so etwas wie ein ›Sprachaufsaugschwamm‹. Sie haben den Menschen in Ihrer Umgebung damals beim Sprechen zugehört, und Sie haben so jeden Tag etwa zehn neue Wörter gelernt. Das waren in nur einem Jahr über 3500 neue Wörter.

Dies war in Ihrem Leben eine Zeit sehr schnellen Spracherwerbs, und das funktionierte so lange, wie Sie regelmäßig andere Menschen sprechen hörten. Eltern dreijähriger Kinder wissen nur zu gut, dass ihr Kind problemlos mehrere Stunden lang reden kann, wenn man ihm die Möglichkeit dazu gibt. Kinder in diesem Alter verfügen schon über ein erstaunlich umfangreiches Vokabular. Mit einem dreijährigen Kind kann man ein wesentlich besseres und längeres Gespräch führen als mit einem Kind von zwei Jahren.

Stellen wir uns einen Augenblick lang vor, Sie sind ein zweijähriges Kind mit Namen Mary. Sie befinden sich in der Küche, und Ihre Mami lässt einen Teller fallen.

Die Mami ruft aus:

›Oh, Mary, ich habe den guten Teller runtergeworfen, und er ist kaputt!‹

Das erste, was Sie als Kind in dieser Situation hören, ist das Wort MARY. Sie wissen, dass dies Ihr Name ist. Alle nennen Sie Mary. Niemand außer Ihnen wird in Ihrer Familie Mary genannt. Ihre

Schwestern nicht und ganz sicher nicht Ihr Bruder. Sie sind die einzige Person namens Mary im Raum.

›Der gute Teller‹ ist ein Ausdruck, der aus drei sehr häufig verwendeten, alltäglichen Wörtern besteht, die Sie als ›großes Mädchen‹ von zwei Jahren schon kennen, weil Sie sie Hunderte von Malen gehört haben.

Dann merken Sie, dass Ihre Mutter den Ausdruck RUNTERGEWORFEN benutzt hat, den Sie bisher nicht kannten. Vielleicht haben Sie ihn noch nie gehört. Ihnen wird aber klar, dass ›runtergeworfen‹ und ›fallen lassen‹ etwa das Gleiche zu bedeuten scheinen. Folglich scheint das Wort ›runterwerfen‹ nur ein ausgefallenes Wort für FALLEN LASSEN zu sein.

Von diesem Moment an können Sie wählen, ob Sie sagen wollen, Sie hätten Ihre Puppe ›runtergeworfen‹ oder Sie hätten sie ›fallen gelassen‹. Die beiden Ausdrücke werden in Ihrem Geist austauschbar. Sie haben Ihrem Vokabular ein neues Wort hinzugefügt.

Die nächsten beiden Wörter, ›und er‹, sind zwei einfache Verbindungswörter. Diese beiden sehr häufig vorkommenden Wörter kennen Sie schon.

Aber das dann folgende Wort, KAPUTT, ist Ihnen völlig neu. Sie haben es noch nie gehört. Das ist kaum überraschend, weil wir Zweijährigen noch kein Spielzeug und keine anderen Gegenstände anvertrauen, die ›kaputtgehen‹ können.

Das Wort KAPUTT ist außergewöhnlich. Es ist mit einem lauten Geräusch assoziiert, und man kann sich dabei gut vorstellen, dass viele Scherben auf den Boden fallen. Außerdem hat es eine lautmalerische Qualität, was bedeutet, dass es sich dabei um eines jener Worte handelt, die das, was sie beinhalten, durch die Art, wie sie klingen, suggerieren. Kleine Kinder lieben den Klang lautmalerischer Wörter ganz besonders, und oft versuchen sie, sich solche Wörter zu merken, indem sie tief einatmen und ein solches Wort dann möglichst oft – manchmal bis zu fünf Mal – wiederholen. Ungefähr so.

Dann atme ich sehr tief ein, deute auf den Boden und sage mit kindlicher Stimme: ›Kaputt, kaputt, kuck, Mami, es ist kaputt, kaputtgegangen, ganz kaputt.‹

Eine Woche später wirft die Mami wieder einen Teller runter. Diesmal sagt sie: ›Oh, Mary, mir ist der gute Teller runtergefallen. Ich habe versucht, ihn festzuhalten, aber er ist kaputtgegangen.‹ Interessant ist, dass sie den Ausdruck ›Ich habe versucht, ihn festzuhalten‹ mit einem etwas anderen Stimmklang ausgesprochen hat als die übrigen Wörter des Satzes. Sie hat diese Phrase mit einem leicht ansteigenden Ton gesprochen.

Anschließend demonstriere ich diesen leicht ansteigenden Stimmklang: ›Oh, Mary, mir ist der gute Teller runtergefallen. ICH HABE VERSUCHT, IHN FESTZUHALTEN, *aber er ist kaputtgegangen.‹*

Den gleichen ansteigenden Stimmklang hat ihre Stimme, wenn sie Ihnen etwas Angenehmes erzählt: ›Ich nehme dich mit in den Zirkus. Ich kaufe dir ein Eis. Lass uns ein Picknick machen. Du kannst einen Lolli bekommen.‹ ...

Wir benutzen den ansteigenden Stimmklang ziemlich automatisch, wenn es sich um gute Dinge handelt, und einen sinkenden Stimmklang, wenn es um etwas eher Unangenehmes geht.

Dann sage ich mit tieferem Stimmklang: ›Du musst zum Zahnarzt gehen ... und da bekommst du eine kleine Injektion ... Und du musst deinen Brokkoli aufessen.‹

Indem Ihre Mutter einen ansteigenden Stimmklang benutzt, teilt sie Ihnen implizit mit, dass sie nach ihrer eigenen Auffassung etwas Gutes getan hat. Sie hat heldenhaft versucht, den Teller noch zu erwischen, bevor er fiel. Sie hat ihn nicht einfach fallen lassen, sondern ihr Bestes getan, um ihn zu fangen und so sein Zerbrechen zu verhindern. Implizit erklärt sie damit, es sei nicht gerecht, sie wegen des Misserfolgs zu kritisieren. Sie rechtfertigt das Zerbrechen des Tellers und appelliert ziemlich automatisch an Ihre Fairness, um wegen des zerbrochenen Tellers nicht beschuldigt zu werden.

Ihre Ohren und Ihr Bewusstsein nehmen den aufsteigenden Charakter des Stimmklangs wahr und damit auch den ›guten‹ Klang der Aussage ›Ich habe versucht, den Teller zu fangen‹. Offenbar ist ›versucht‹ somit ein weiteres Beispiel für etwas Gutes.

Doch Ihr inneres Auge sieht im nächsten Moment ein Bild, das zeigt, dass sie den Teller nicht aufgefangen hat, und gleich anschließend das Bild des zersprungenen Tellers. Daraufhin assoziieren Sie mit dem Wort ›versucht‹ unbewusst ein Bild, welches das Fehlschlagen des Versuchs, den Teller zu fangen, beinhaltet. Und außerdem verbindet sich damit auch noch ein Bild von einem zersprungenen Teller mit den für zerspringendes Porzellan typischen Geräuschen und Scherben. ›Versucht‹ wird so mit dem Bild des Misserfolgs assoziiert.

Dies wird eine Woche später nochmals verstärkt, weil die Mutter erneut einen Teller fallen lässt. Allerdings gelingt es ihr diesmal, den Teller rechtzeitig aufzufangen, sodass er nicht zerspringt.

Daraufhin ruft sie aus:

›Oh, Mary, der gute Teller ist mir aus der Hand gerutscht, aber ich habe ihn wieder gefangen.‹

Wenn uns etwas gelingt, sagen wir nie, dass wir es versucht haben. Wir nennen sofort das Verb und sagen, was wir tatsächlich getan haben.

Wir benutzen die Wörter VERSUCHEN, VERSUCHE oder VERSUCHT für Situationen, in denen uns etwas misslingt oder zumindest misslingen könnte, sei es in der Vergangenheit, der Gegenwart oder der Zukunft.

Bevor Sie fünf Jahre alt geworden sind, haben Sie Ihre Eltern über tausend Mal VERSUCHT usw. sagen hören, und zwar immer in einem Zusammenhang, in dem es um einen Misserfolg ging. Wenn es um einen Erfolg ging, haben Ihre Eltern diese Worte mit Sicherheit nie benutzt.

Bei Abschluss der Grundschule haben Sie Wörter wie VERSUCHT wahrscheinlich über zehntausend Mal gehört, und VERSUCHEN wird für Sie fortan unbewusst immer mit der Bedeutung Versagen bzw. Misserfolg verbunden sein.

Nun beziehe ich den Patienten ein.

Sagen Sie mir, was Folgendes bedeutet: ›Die Frau ging in den Laden und versuchte, Brot zu kaufen.‹

Die übliche Antwort lautet: Sie war nicht in der Lage, das Brot zu kaufen.

Und was bedeutet das hier: ›Die Frau ging in den Laden und kaufte Brot.‹

Meist lächeln die Patienten und sagen: Sie hat es geschafft, Brot zu kaufen!

Was bedeutet das hier: ›Der Spieler versuchte, das Tor zu schießen.‹

Er hat es nicht geschafft.

›Der Spieler schoss das Tor.‹

Er hat es geschafft.

Indem wir den Patienten auf diese Weise einbeziehen, bringen wir ihn dazu, persönlich zu bestätigen, wie negativ das Wort VERSUCHEN *in Wahrheit ist.*

Dann weise ich darauf hin, dass das Wort VERSUCHEN eine Menge Verwandte hat, die im Grunde das Gleiche bedeuten.

Einige dieser ähnlichen Wörter sind VERSUCH, BEMÜHEN, STREBEN, PROBIEREN und SEIN BESTES TUN. Alle diese Ausdrücke bedeuten ein und dasselbe: Misserfolg.

Darin verbirgt sich ein großes Problem. Wir schaffen es nicht, die Trigger loszuwerden, die ich erwähnt habe, nämlich unerwünschte Emotionen, Gedanken, Körperempfindungen und Vorstellungsbilder des sympathischen Nervensystems, indem wir Wörter wie NEIN, NICHT und all die anderen Verneinungswörter benutzen, und ebenso wenig können wir uns von den genannten vier potenziellen Triggern lösen, indem wir Wörter wir VERSUCHEN, BEMÜHEN usw. benutzen.

Ich habe über dieses sprachliche Rätsel lange nachgedacht, und eines Tages – ich werde das später eingehender erklären – wurde mir plötzlich klar, wie man dem Problem entrinnen kann. Im Grunde müssen wir zu diesem Zweck in unserem Bewusstsein *(ich erhebe die rechte Hand, um die linke Hand zu spiegeln)* sehr positive Emotionen, Gedanken, Gefühle und Vorstellungsbilder produzieren. Mithilfe dieser positiven Trigger können wir dann die negativen ersetzen.

Daraufhin bewege ich meine rechte Hand in Richtung der linken und deute nonverbal an, wie erstere letztere ersetzt.

Dies ist der nächste Schritt der Heilmethode, den Sie in Ihrer dritten Sitzung hier bei mir erlernen werden.
Das nächste WIE lautet natürlich:
Wie kommen wir an diese Trigger unerwünschter Emotionen, unerwünschter Gedanken, unerwünschter Gefühle und unerwünschter Vorstellungsbilder?
Die Antwort auf diese Frage lautet, dass wir wie Pessimisten denken.
Deshalb müssen wir lernen, völlig anders zu denken, und das Gegenteil des Denkens eines Pessimisten ist, wie ein Optimist zu denken.
Optimisten sind positiv gestimmt und sehen in freudiger Erwartung einer glücklichen Zukunft entgegen. Sie entwickeln gewöhnlich keine Angst, Panik oder Depression. Und selbst wenn ihnen das passiert, gelingt es ihnen ziemlich schnell, sich davon zu erholen und ihren Optimismus zurückzugewinnen; das gilt sogar für besonders schwierige Erlebnisse.
In der letzten Sitzung werde ich Ihnen beibringen, wie ein Optimist zu denken.
Zu lernen, optimistisch zu denken, gleicht dem Erlernen einer einfachen Fremdsprache. Um eine Fremdsprache zu beherrschen, muss man viele neue Vokabeln und wahrscheinlich einige neue Grammatikregeln erlernen. Das, was ich ›Optimesisch‹ nenne, benutzt das gleiche Vokabular, das auch Pessimisten verwenden; der einzige Unterschied zwischen beiden ist eine einfache Grammatikregel, die man leicht erlernen kann und die ich Ihnen beibringen werde.
Das nächste WIE lautet: Wie kommt es, dass wir damit aufwachsen, wie ein Pessimist zu denken?
Die Antwort auf diese WIE-Frage lautet, dass wir dies lernen, bevor wir das Alter von fünf Jahren erreicht haben, und zwar gewöhnlich, indem wir unseren Eltern zuhören. Wir haben von ihnen die Wörter VERSUCHEN, NICHT und KAPUTT gelernt. Und wir haben von ihnen das pessimistische Denken gelernt.
Sie sollten sich Ihre Eltern sehr klug aussuchen!

Die meisten Patienten lächeln an dieser Stelle.

Viele Menschen, zu denen ich dies sage *(Sie sind also nicht allein damit)*, halten sich ganz sicher nicht für Pessimisten. Vielleicht geht es Ihnen ja auch so.

Ich nenne solche Leute gern erfolgreiche Pessimisten.

Die treibende Kraft in ihrem Leben ist gewöhnlich weder Ruhm noch Ehre noch Geld. Was sie antreibt, ist in der Regel Angst vor Misserfolg. Sie arbeiten sehr hart und sind sehr akribisch.

Oft sind sie sehr erfolgreich, und sie tun nur selten etwas, wenn sie sich nicht absolut sicher sind, dass sie damit Erfolg haben können.

Sie haben von Kindheit an einen Kern von erlerntem Pessimismus, der aber durch eine dünne Schicht Optimismus überdeckt wird, und sie lächeln und wirken oberflächlich wie Optimisten.

Aber wenn sie aus irgendeinem Grund fürchten, die Kontrolle zu verlieren, fällt die Optimismusschicht ab und der pessimistische Kern aus ihrer Kindheit kann dann plötzlich wie ein Vulkan ausbrechen.

Dies erklärt, weshalb so viele Menschen, die in ihrer Kindheit gelernt haben, pessimistisch zu denken, erst später im Leben Angst entwickeln, wenn sie plötzlich das Gefühl haben, die Kontrolle zu verlieren, weil sie krank werden, weil ein Mensch, den sie lieben, stirbt, weil sie finanzielle Probleme bekommen, in einer Beziehung Schwierigkeiten haben, beruflich straucheln oder weil alle möglichen anderen Hindernisse auftauchen, beispielsweise solche, die für eine Midlife-Crisis typisch sind.

Wir haben es also mit einer Kaskade von Prozessen zu tun, welche Symptome erzeugen, die wir Angst zu nennen pflegen.

a) Wir haben das Gefühl, die Kontrolle zu verlieren.
b) Wir beginnen, pessimistisch zu denken.
c) Unerwünschte Emotionen, Gedanken, Gefühle oder Vorstellungsbilder werden getriggert.
d) Unser sympathisches Nervensystem reagiert übertrieben stark.
e) Unsere Herzfrequenz und unser Blutdruck steigen, die Muskeln werden angespannt, und unser Geist entwickelt Angst.

Deshalb werden Sie im Laufe der nächsten drei Sitzungen lernen *(damit wird unterstellt, dass der Patient zu diesen Sitzungen erscheinen wird)*, das parasympathische Nervensystem einzuschalten, um schnell einen tiefen Entspannungszustand hervorzurufen, in weniger als einer Sekunde unerwünschte Trigger zu neutralisieren und schließlich Ihr Denken so umzustrukturieren, dass es von pessimistisch nach optimistisch wechselt. Sobald Sie diese drei neuen Fertigkeiten erlernt haben, werden Sie nicht mehr von dem Gefühl geplagt werden, hilflos zu sein und keinen Einfluss auf Ihr eigenes Leben zu haben.

Ich möchte Ihnen noch ein wenig gründlicher erklären, warum ich mir so sicher bin, dass Sie mich geheilt verlassen werden.

Ich nehme ein Blatt Papier zur Hand und zeichne darauf eine typische Normalverteilungskurve, wobei die vertikale Achse mit der Aufschrift ›Frequenz‹ versehen ist und die horizontale Achse mit den Begriffen ›Vorstellungskraft/Hypnotisierbarkeit‹, siehe Abb. 1.

Wahrscheinlich haben Sie solch eine Glockenkurve schon oft gesehen. Die gleiche Art von Diagramm zeichnen wir, wenn es um Größe, Gewicht, Intelligenz, Musikalität oder künstlerische Fähigkeit geht. In jeder Population gibt es einige kleine Menschen und einige sehr große Menschen. Die Mehrzahl der Angehörigen einer solchen Gruppe ist jedoch weder besonders klein noch besonders groß.

Jede normale physiologische Aktivität weist eine glockenförmige Verteilung auf: Links auf der horizontalen Achse wird die kleine Zahl der Menschen mit sehr niedrigen Werten abgebildet, die rechte Seite repräsentiert die kleine Zahl von Menschen mit sehr hohen Werten, und in der Mitte wird die große Mehrheit derjenigen dargestellt, deren Werte im mittleren Bereich liegen.

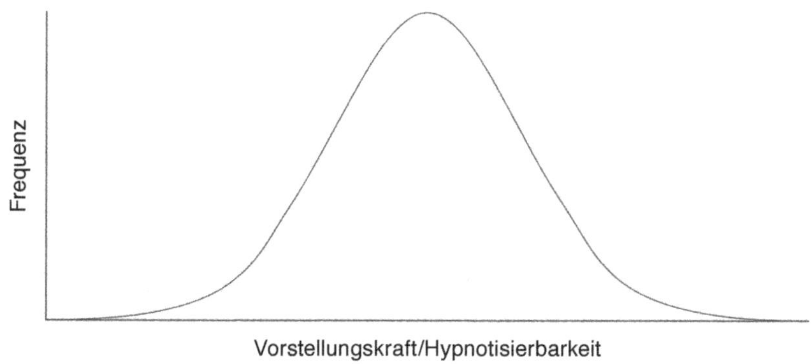

Abb. 1: Normalverteilungskurve

Die vertikale Achse des Diagramms in Abb. 1 bezieht sich auf die Frequenz, die relative Zahl der berücksichtigten Personen.

Die horizontale Achse des Diagramms bezieht sich auf die Vorstellungskraft, und außerdem gibt diese Achse Auskunft über die Hypnotisierbarkeit der Teilnehmer. Zwischen der Hypnotisierbarkeit und der Vorstellungskraft besteht eine starke Korrelation. Im Grunde sind Vorstellungskraft und Hypnotisierbarkeit ein und dasselbe.

Je besser die Imaginationsfähigkeit eines Menschen ist, umso besser ist der Betreffende auch in der Lage, Hypnose zu nutzen. Und je besser die Vorstellungskraft eines Menschen ist, um so leichter kann der Betreffende lernen, Hypnose zu nutzen.

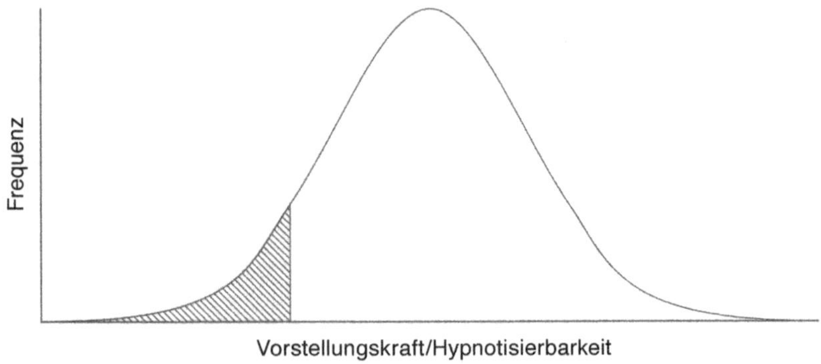

Abb. 2: Menschen mit schwacher Vorstellungskraft (schraffiert)

Am linken Rand des Diagramms in Abb. 2 ist eine kleine Zahl von Menschen repräsentiert (schraffiert dargestellt). Dies sind Menschen mit sehr schwacher Vorstellungskraft. Sie sind oft langweilig, entwickeln aber auch kaum Angst. Ihre Imaginationsfähigkeit reicht einfach nicht aus, um nachts stundenlang wach im Bett zu liegen und an alle möglichen üblen Dinge zu denken. In solchen Situationen meldet sich bei ihnen die Logik zu Wort, und sie beruhigen sich ohne große Umstände. Diese Menschen sind infolge mangelnder Imaginationsfähigkeit nur selten in der Lage, Hypnose für sich zu nutzen, und sie sehen auch keine Notwendigkeit, die Kunst der Hypnose zu erlernen. Wir alle kennen ein paar besonders langweilige Zeitgenossen, denen es deutlich an Vorstellungskraft mangelt.

Auf der rechten Seite des Diagramms von Abb. 3 wird ebenfalls eine kleine Anzahl von Menschen repräsentiert. Dies sind Menschen mit einer außergewöhnlichen Vorstellungsgabe. Oft handelt es sich um bildende Künstler, Musiker, Unternehmer, Designer, Werbefachleute, Sänger und manchmal auch Geschichtenerzähler. Dies sind diejenigen in unserer Gesellschaft, die über besondere Vorstellungskraft und Kreativität verfügen. Bei diesen Menschen besteht die größte Gefahr von Ängsten aller Art. Um ängstlich sein und sich stundenlang die verschiedensten entsetzlichen Möglichkeiten ausmalen zu können, muss man eine besondere Vorstellungsgabe besitzen. Diese Gruppe bildet die Spitze derjenigen mit besonderen imaginativen Fähigkeiten, und sie verfügen auch über die besten Fähigkeiten zur Nutzung von Hypnose. Deshalb ist jeder, der mit besonders unangenehmen Symptomen von Schlaflosigkeit zur Therapie erscheint, auch im Besitz ausreichender Imaginationsfähigkeit für die Nutzung von Hypnose. Dies erklärt den Erfolg der hier vorgestellten Methode unabhängig von der Schwere der Angst und der Dauer ihres Bestehens.

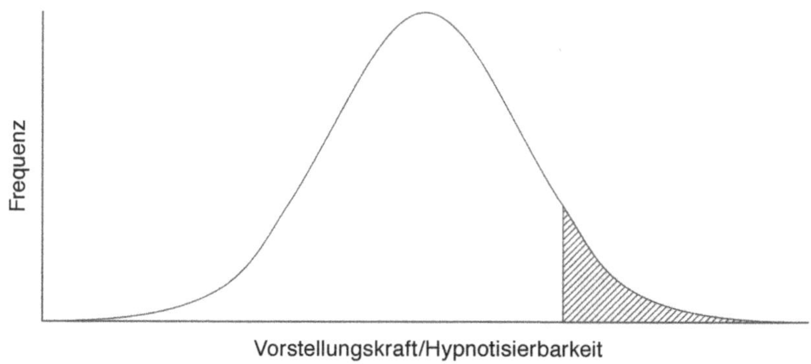

Abb. 3: Menschen mit außergewöhnlicher Darstellungsgabe (schraffiert)

Nur die ca. 15 Prozent Menschen mit der stärksten Imagination in der Gesamtbevölkerung verfügen über genug Vorstellungskraft, um permanent ein unangenehmes Maß von Angst produzieren zu können. In diesem Zusammenhang möchte ich nun auf ein paar interessante Zitate hinweisen.

Mark Twain hat einmal gesagt: ›Nicht das, was wir wissen, macht uns zu schaffen, sondern das, wovon wir glauben, wir wüssten, dass es nicht so ist.‹

Eine andere Möglichkeit, Angst zu beschreiben, lautet: ›Eine falsche Überzeugung haben und dann den Fehler machen, von dieser überzeugt zu sein.‹ Wir müssen also entweder aufhören, die falsche Überzeugung zu hegen, oder wir müssen lernen, nicht mehr an sie zu glauben.«

Wenn ich an diesem Punkt immer noch Zweifel daran habe, dass ein Patient zu den folgenden Sitzungen erscheinen wird, muss ich seine Erwartung, dass die Hypnose ihm helfen und er in der Lage sein wird, sie für sich zu nutzen, verstärken. Um das zu erreichen, benutze ich meinen sogenannten »McCarthy-Teekannentest«.

Der McCarthy-Teekannentest

Dies ist ein Verfahren zur Verstärkung der Hypnoseerwartung, das als Hypnosetest maskiert ist.

Entsprechend den transtheoretischen Veränderungsstadien des von Prochaska, Norcross und DiClemente (1997) entwickelten Modells begegnen mir in der Aufnahmesitzung meine Patienten als einem medizinischen Hypnotherapeuten in einer Verfassung, die von den obigen Autoren »Absichtsbildungsstadium« genannt wird. Sie denken darüber nach, eine Veränderung herbeizuführen, und sie möchten, dass eine Veränderung eintritt, aber sie haben sich noch nicht dazu verpflichtet, sich tatsächlich zu verändern. Nach meiner Auffassung geht es in der Aufnahmesitzung hauptsächlich darum, Patienten möglichst rasch vom Absichtsbildungsstadium in das Vorbereitungsstadium zu befördern.

Die Patienten nähern sich jeder unserer Sitzungen mit einer gewissen Erwartungshaltung. Im von Geary und Zeig herausgegebenen *Handbook of Ericksonian Psychotherapy* schreiben die Autoren (2001, S. 4):

> »Erwartung ist ganz generell ein ungeheuer wichtiger Faktor für die Art, wie Patienten auf eine Behandlung ansprechen, und dies gilt ganz besonders für Hypnose. Doch die Erwartungen von Patienten bezüglich der Hypnose sind ein zweischneidiges Schwert. Positiv wirken

sich die günstigen Eindrücke aus, die sich auf die Möglichkeiten beziehen, die Hypnose im eigenen Leben offenbaren kann; sie verstärken die Aufgeschlossenheit des Patienten für hypnotische Interventionen erheblich. Unrealistische Erwartungen hingegen sind die größten Feinde der Hypnose.«

Nun, wenn Erwartungen so ungeheuer wichtig für den Erfolg der Hypnose sind, wäre das natürlich ein plausibler Grund für Bemühungen, die Hypnoseerwartungen von Patienten zu verstärken. Wir können und müssen dies tun, wenn wir möchten, dass unsere Therapie eine optimale Wirkung entfaltet. Natürlich können wir die Erwartungen von Patienten hinsichtlich der Hypnose auch deutlich verringern, indem wir beispielsweise sagen: »VERSUCHEN wir es doch einmal mit Hypnose.«

Die im Folgenden beschriebene klinische Technik, die ich bei vielen Tausend Patienten angewendet habe, nimmt nur wenige Minuten Zeit in Anspruch, und man benutzt sie am besten gegen Ende der Aufnahmesitzung.

Wir nehmen einmal an, es geht um eine Patientin, denn ich möchte sprachliche Unbeholfenheiten wie den ständigen Gebrauch von »er/sie« usw. vermeiden.

Fordern Sie die Patientin auf, sich auf ihrem Sessel zurückzulehnen, es sich bequem zu machen und die Augen zu schließen. Bitten Sie sie anschließend, sich vorzustellen, dass sie sich in ihrer eigenen Küche befindet.

»Stellen Sie sich vor, Sie nehmen den Wasserkessel oder einen Krug in die Hände ... und gehen damit zum Wasserhahn.
Sie öffnen den Wasserhahn.
SEHEN Sie, wie das Wasser aus dem Hahn in den Kessel strömt.
Während das Wasser in den Kessel fließt, HÖREN Sie zwei unterschiedliche Geräusche: das Geräusch des Wassers, das aus dem Hahn strömt, und das Geräusch des Wassers, das den Kessel füllt.
Achten Sie darauf, wie der Wasserkessel vom Gewicht des Wassers schwerer wird, während Sie SPÜREN, dass der Kessel, der sich allmählich füllt, immer mehr wiegt.
Sobald sich genug Wasser im Kessel befindet, schließen Sie den Wasserhahn.
Beachten Sie, ob der Wasserhahn ein Geräusch oder ein Quietschen produziert, wenn Sie ihn schließen, oder ob er still bleibt.

Stellen Sie den Wasserkessel anschließend auf den Herd, um das Wasser zum Kochen zu bringen.

WÄHLEN Sie nun eine Tasse aus.

Irgendeine Tasse.

Die Tasse kann jede Größe und Form, jedes Gewicht und jede Oberfläche haben. Nehmen Sie, wenn Sie wollen, Ihre Lieblingstasse.

Sie können aber auch die Tasse nehmen, die Sie am wenigsten mögen.

ACHTEN Sie auf die Form des Griffs.

Es kann sich um einen halbkreisförmigen Griff handeln oder um einen, der an den Buchstaben D denken lässt, oder einen, der eher einem Fragezeichen ähnelt.

HÖREN Sie das Geräusch, das die Tasse erzeugt, während Sie sie in der Küche auf die Arbeitsplatte stellen. Öffnen Sie dann den Kühlschrank, und nehmen Sie den Milchbehälter heraus.

ACHTEN Sie darauf, um welche Art von Milchbehälter es sich handelt.

Der Behälter kann aus Karton oder Plastik sein. Und stellen Sie fest, wie voll er ist.

Er kann voll, halbvoll oder fast leer sein.

HÖREN Sie die durch die Erhitzung des Wassers entstehenden Geräusche aus dem Wasserkessel. Nehmen Sie nun eine Teekanne, und legen Sie Teeblätter oder Teebeutel hinein, ganz wie Sie wünschen.

HÖREN Sie das Geräusch des kochenden Wassers im Kessel, und gießen Sie das heiße Wasser in die Teekanne.

SPÜREN Sie, wie sich Ihr Handgelenk bewegt, während Sie das Wasser in die Teekanne gießen.

SEHEN Sie den Dampf aus der Teekanne emporsteigen.

Stellen Sie den Wasserkessel dann wieder ab, verschließen Sie die Teekanne mit dem Deckel und warten Sie ab, bis die Teeblätter eine Weile gezogen haben und der Tee trinkfertig ist.

Dann schauen Sie nach RECHTS ... und ENTDECKEN dort eine Schale mit frischem Obst. Vorn in der Schale befinden sich zwei Orangen und eine Banane. Und hinten befindet sich eine Zitrone. Nehmen Sie die Zitrone und BEMERKEN Sie, ob diese vollständig gelb ist oder noch ein bisschen grüne Farbe zeigt.

SPÜREN Sie die Zitrone und stellen Sie fest, ob sie eine glatte Schale hat und glänzt oder ob die Sorte, die Sie ausgesucht haben, eher schrumpelig wirkt.
ACHTEN Sie auch auf die Form, die das Ende der Zitrone hat.
Manche Zitronen sind am Ende rund, andere haben am Ende eine kleine Spitze.
Und riechen Sie an der Zitrone.
Lassen Sie den herben, zitronigen, limonigen Geruch auf sich wirken.
Legen Sie die Zitrone dann auf ein Schneidebrett, und SCHNEIDEN Sie sie in zwei Hälften.
SEHEN Sie die Spritzer von Zitronensaft in der Luft über dem Schneidebrett.
Und RIECHEN Sie die Zitrone nun noch deutlicher.
Nehmen Sie die eine Hälfte der Zitrone in die Hand, und SCHAUEN Sie die abgeschnittene, feuchte, glitzernde Oberfläche dieser super saftigen Zitrone an.
Heben Sie die Zitronenhälfte zu Ihrer Nase empor, und RIECHEN Sie den Duft der Zitrone noch intensiver.
BEISSEN Sie schließlich in die Zitrone, und SCHMECKEN Sie den Zitronensaft.
Gießen Sie danach ein wenig Tee in Ihre Tasse.
Wenn Sie wollen, können Sie auch noch Milch oder Zucker hinzufügen. Trinken Sie einen Schluck Tee, um den GESCHMACK der Zitrone zu neutralisieren.
Achten Sie auf den GESCHMACK des Tees, und SPÜREN Sie seine WÄRME. Trinken Sie noch einmal einen Schluck Tee.
Und dann ÖFFNEN Sie die Augen. Nun können wir über das Erlebte sprechen.«

Fragen nach dem Test

Dies ist der entscheidende Teil der Übung. Er verlangt dem Therapeuten Enthusiasmus und Begeisterungsfähigkeit ab sowie eine Menge Lächeln und nonverbales Kommunizieren von Freude. Jede Antwort sollte Begeisterung hervorrufen, ganz gleich, was die Patientin antwortet. Patienten nehmen den Teekannentest als Überprüfung ihrer Hypnotisierbarkeit wahr.

Aber das ist er gar nicht!

Bei Hypnotisierbarkeitstests gibt es Erfolg und Misserfolg.

Bei diesem Test hingegen gibt es keine Misserfolge. Es handelt sich um eine Methode zur Verstärkung der Hypnoseerwartung.

»Konnten Sie die Dinge, die ich beschrieben habe, SEHEN?«

Antwortet die Patientin mit »Ja«, lächeln Sie und sagen etwas im Sinne von: »Ihre Visualisation ist ausgezeichnet! Sehr gut gemacht!« Den meisten Menschen fällt dies leicht.

Erklären Patienten, sie hätten diese einfache Haushaltsszene nicht visualisieren können, ist trotzdem nicht alles verloren. Halten Sie das Resultat nicht für Widerstand und für einen Hinweis darauf, dass Hypnose bei diesem Patienten nichts auszurichten vermag. Die Visualisation ist so simpel, dass ein völliger Misserfolg nur möglich ist, wenn sich der Patient aus welchem Grund auch immer dafür entscheidet, sie scheitern zu lassen. Ich lasse einfach keinen Misserfolg zu. Niemand scheitert am Teekannentest. Ich habe erst zweimal erlebt, dass Patienten behaupteten, ganz und gar nicht damit zurechtzukommen, und in beiden Fällen ist es mir gelungen, den Test doch noch erfolgreich zu beenden, indem ich Folgendes sagte: »Wow, das ist erstaunlich! Ein so simpler Gedächtnis- und Imaginationstest, und doch haben Ihr Unbewusstes und Ihr Bewusstsein es vorgezogen, diese alltäglichen Gegenstände nicht zu sehen. Natürlich weiß Ihr Bewusstsein, wie eine Tasse und eine Zitrone aussehen; aber aus irgendeinem sehr wichtigen Grund hat Ihr Unbewusstes sich heute dafür entschieden, sich beides *nicht* vorzustellen. Wirklich erstaunlich. Das muss für Sie sehr frustrierend gewesen sein. Wenn so etwas passiert, bedeutet es meist, dass Ihr Unbewusstes aus irgendeinem Grund ein sehr starkes Bedürfnis hat, die Kontrolle zu behalten und sich von niemandem vorschreiben zu lassen, was es denken soll. Ich bin sehr froh, dass ich das heute herausgefunden habe. Es hat Sie geschützt, und ich bin mir sicher, dass Sie die Tasse und die Zitrone eigentlich sehen wollten. Das ist eine sehr eindrucksvolle Abwehr. Ihr Unbewusstes weiß jetzt, dass ich das verstehe, würdige und respektiere. Wenn ich Ihnen die Art von nicht kontrollierender Hypnose beibringe, von der ich nun weiß, dass sie Ihnen helfen wird, dann heben Sie einfach Ihre rechte Hand, falls sich bei Ihnen aus irgendeinem Grund das Gefühl einstellt, dass Sie die Kontrolle verloren haben oder sie nicht spüren. Dann höre ich sofort auf.« *(Niemand hat daraufhin jemals eine Hand erhoben!)*

»Konnten Sie die Geräusche HÖREN? Beispielsweise das Geräusch des laufenden Wassers oder des kochenden Wassers im Wasserkessel? Haben Sie sich diese sehr vertrauten Geräusche innerlich vorstellen können?«

Wenn die Antwort Ja lautet, dann lächeln Sie und sagen Sie: »Auditiv eine ausgezeichnete Leistung. Gut gemacht!«

»Konnten Sie ein Gefühl für die Tasse oder die Zitrone entwickeln, für ihre Oberflächenbeschaffenheit oder vielleicht für das Gewicht des Wasserkessels?«

Wenn die Antwort Ja lautet, dann lächeln Sie und sagen: »Ihre kinästhetische Wahrnehmung ist ausgezeichnet. Gut gemacht!«

Konnten Sie die Zitrone RIECHEN?

Wenn die Antwort Ja lautet, dann lächeln Sie und sagen: »Ihre olfaktorische Wahrnehmung ist ausgezeichnet. Gut gemacht!«

Einige Menschen können sich keinen Geruch vorstellen. In solchen Fällen frage ich die Betreffenden, ob sie unter einer Allergie leiden oder Probleme mit dem Geruchssinn haben. Wenn sie dies bejahen, lächle ich und sage, dies erkläre, weshalb sie Gerüche nicht ohne Weiteres wahrnehmen könnten. Lautet die Antwort Nein, lächle ich ebenfalls und erkläre, dass dies die unwichtigste Fertigkeit sei und dass wir sie nicht unbedingt benötigen, um ihr Problem zu behandeln.

Haben Sie die Zitrone oder den Tee GESCHMECKT?

Lautet die Antwort Ja, dann lächeln Sie und sagen: »Ihre Geschmackswahrnehmung ist ausgezeichnet. Gut gemacht!«

Einige Patienten können sich zwar den Geschmack einer Zitrone nicht vorstellen, aber den von Tee. In solchen Fällen lächle ich und sage:

»Wunderbar, Sie haben sich entschieden, die angenehme Suggestion von Tee zu erleben, und Sie haben den unangenehmeren Geruch der Zitrone verworfen. Das ist ein fantastisches Beispiel für Kontrolle!«

Ganz gleich, wie Patienten auf die Modalitäten Visualisation, auditorische, kinästhetische, olfaktorische und gustatorische Empfindungen reagieren, ich lächle in jedem Fall und erkläre, dass die Art ihrer Reaktion sie für Hypnose geradezu prädestiniert.

Im nächsten Teil der Untersuchung geht es um die Anfälligkeit für Dissoziation. Ich frage die Patienten dann, ob sie die Visualisation in der ersten oder in der dritten Person erlebt hätten. Das heißt:

> »Haben Sie Ihre Hände den Wasserkessel und die Tasse halten sehen, oder waren Sie distanziert und haben Ihren ganzen Körper die Anweisungen ausführen sehen?«

Erklärt ein Patient, er habe die Visualisation in der ersten Person erlebt, lächle ich und sage:

> »Gut, dann waren Sie assoziiert. Voll und ganz im Geschehen gegenwärtig.«

Anschließend erkläre ich, dass einige eine andere Antwort geben und inwiefern die Antwort des Patienten für die Hypnose die beste ist.

Erklärt eine Patientin, sie habe die Visualisation in der dritten Person erlebt, dann lächle ich und sage:

> »Gut, Sie waren dissoziiert. Dann sind Sie sehr begabt für Hypnose. Sie benutzen diese Möglichkeit automatisch und sehr behutsam als Abwehrmechanismus. Sie haben sich diese Aufgabe aus der Distanz ausführen sehen. *Sie* hat den Wasserkessel, die Tasse und die Zitrone genommen und das Eingießen, das Riechen und das Beißen bewerkstelligt. Also konnte nur *sie* diese Dinge fühlen. Es ist gut zu wissen, dass man die Wahl hat, dies zu tun, denn wenn wir die Hypnose nutzen, möchte ich es vermeiden, nur *ihr* die sehr nützlichen Fertigkeiten beizubringen und Sie dann gar nicht behandeln zu können.«

Die nächste Beurteilung betrifft Compliance und Konkordanz. Ich lächle und frage unter Verwendung einer Vorannahme:

> »Wie sind Sie mit den Fehlern umgegangen, die ich zu machen gehofft habe?«

Achten Sie auf die Annahme »umgegangen« und die Implikation, dass »absichtlich« Fehler gemacht wurden.

Beispiele für »Fehler« könnten sein, dass Patienten normalerweise immer nur einen Teebeutel in eine Tasse geben und nicht einmal eine Teekanne besitzen.

Die Position der Obstschale ist vielleicht eine andere als die suggerierte. Und die Frucht, die ich genannt habe, befindet sich vielleicht nicht in der Schale.

Ein Patient kann beispielsweise Compliance erkennen lassen, indem er eine Teekanne erfindet, die Teekanne über dem Herd schweben lässt oder eine Zitrone in der Obstschale hat, obwohl er Zitronen normalerweise im Kühlschrank aufbewahrt.

Um zum obigen Beispiel zurückzukehren: Ich lächle und erkläre, die Patientin könne selbst dann, wenn ich etwas falsch verstehe, sofort ihre Kreativität benutzen, um damit zurechtzukommen, dass meine Geschichte von der realen Beschaffenheit ihrer eigenen Küche abweicht.

Wenn sie darauf beharrt, nur einen Teebeutel zu benutzen, oder wenn sie die Obstschale entschlossen in eine andere Position befördert, weise ich darauf hin, dass dies Nicht-Konkordanz ist und zeigt, dass sie im Besitz der Kontrolle ist und somit autonom handeln kann. Falls ihr meine Empfehlung aus welchem Grund auch immer nicht gefällt, kann sie selbst entscheiden, was sie vorzieht. Ich weise dann darauf hin, dass es, würde dies in der Therapie geschehen, sinnvoll wäre, mich darauf hinzuweisen, weil zu starke Divergenzen bezüglich gemeinsamer Vorstellungsbilder nicht in meinem Sinne wären.

Ich hoffe, nach dieser »Beurteilung« etwas wie das Folgende feststellen zu können:

> »*Sie* verfügen über hervorragende visuelle, auditorische, kinästhetische, olfaktorische und gustatorische imaginative Fähigkeiten. Weiterhin sind *Sie* assoziiert, was gut ist, und bezüglich des Geschmacks von Zitronen sind Sie teilweise nicht konkordant. Das alles ist mir sehr nützlich bei meinen Bemühungen, eine Art von Hypnose zu entwickeln, die *Ihnen* am besten hilft.«

Die nordamerikanische Version dieses Tests hat übrigens den Namen »Kaffeekannentest«. Ich nehme an, dass Sie sich das entsprechende Skript vorstellen können!

Der Teekannentest ist, wie gezeigt wurde, ein Verfahren zur Verstärkung von Hypnoseerwartungen, verkleidet als Hypnotisierbarkeitstest. Das Verfahren wirkt sich positiv auf den Erfolg der anschließenden Hypnosesitzungen aus. Den Test auszuführen, dauert etwa fünf Minuten, und dies mit theatralischem Gusto zu tun, kommt dem Rapport und dem Teamwork zugute.

An diesem Punkt der Aufnahmesitzung sind meine Patienten gewöhnlich sehr beeindruckt von der Logik meiner Kommentare, und wenn sie den Teekannentest absolviert haben, ist ihre Erfolgserwartung gestärkt, und folglich sind sie in der Regel darauf aus, zu ihrer ersten Therapiesitzung zu erscheinen.

Dann nehme ich den Digitalrecorder und sage:

»Nun wissen Sie, warum es wichtig ist, die Sitzungen aufzunehmen. Wir müssen nun einmal ziemlich viele Informationen verarbeiten. Deshalb gebe ich Ihnen von jeder Sitzung eine Tonaufnahme mit nach Hause.

Wann wollen Sie denn wieder zu mir kommen und lernen, wie Sie Ihre Angst und Panik heilen können?«

Beachten Sie, dass ich nicht frage: »Wollen Sie wieder zu mir kommen?« Meine Frage impliziert vielmehr, dass die Patienten zurückkehren wollen und dass es nur darum geht, wann dies geschehen wird.

Meine letzte Frage in der Aufnahmesitzung lautet:

»Was haben Sie heute gelernt?«

Diese letzte Frage ist vielleicht fast so wichtig wie meine erste Frage »Was wollen Sie verändern?«. Die Frage impliziert, dass der Patientin etwas beigebracht wurde, dass sie zugehört hat, dass sie verstanden hat und dass sie etwas gelernt hat.

Es ist nicht wichtig, ob sie sich an alles erinnern kann; entscheidend ist, dass sie einen Termin für die nächste Sitzung vereinbaren will.

Die Antworten der Patientin bilden das Ende der Aufnahmesitzung. Ich empfehle ihr, sich die Aufnahme von der Sitzung zu Hause noch einmal anzuhören, um sich zu merken, was in der Sitzung geschehen ist.

Nachdem ich die Aufnahmesitzung genutzt habe, um die Erwartungen der Patientin bezüglich der Therapie zu verstärken, muss ich bei unserem nächsten Treffen eine erste Hypnosesitzung durchführen, die geeignet ist, selbst ihre ohnehin schon verstärkten Erwartungen zu übertreffen.

Das erste Hypnoseerlebnis muss ein außerordentlich beeindruckendes Erlebnis tiefer Entspannung und des Wohlgefühls sein. Dieses Resultat ist nicht bei jedem neuen Patienten möglich, wenn die erste Hypnosesitzung nicht sehr gut strukturiert und geplant ist.

2 Die erste Hypnosesitzung: Die Vergrößerungsglasmetapher

Die Technik, die ich »Vergrößerungsglasmetapher« genannt habe, benutze ich bei mehr als 99 Prozent meiner Patienten in der ersten Hypnosesitzung, ganz gleich, weswegen sie zu mir kommen. Dies ist ihre erste Bekanntschaft mit klinischer Hypnose, und die Technik erzeugt bei allen, die den Instruktionen genau folgen, einen sehr angenehmen hypnotischen Zustand. Ich habe diese Technik in der einen oder anderen Form über 26.000 Mal benutzt, und doch hört jeder Patient sie immer noch so, als würde ich sie zum ersten Mal benutzen.

Die Anwendung dieser Technik erfordert etwa 30 Minuten.

Sie werden schon bald feststellen, dass sie mehr als 300 eingebettete direkte und indirekte Suggestionen enthält.

Ich bin fest davon überzeugt, dass das allererste Hypnoseerlebnis eines Patienten in jedem Fall möglichst beeindruckend sein sollte. Und dass das gelingt, sollte man nicht dem Zufall überlassen.

Ich begrüße jeden Patienten zur zweiten Sitzung und bitte ihn wieder, auf dem bequemen Therapiesessel Platz zu nehmen.

Dann bitte ich den Patienten, mir kurz zu berichten, an welche Details der vorigen Sitzung er sich noch erinnert.

Ich quittiere den Bericht mit einem Nicken und begrüße jede Einzelheit, an die er sich erinnert, mit einem Kompliment und einem Lächeln.

Dann beginne ich zügig, den Patienten über Hypnose zu unterrichten.

Das Skript, das ich dabei gewöhnlich benutze, habe ich komplett aufgeschrieben. Etwa 95 Prozent davon kommen bei jedem meiner Patienten zur Anwendung, unabhängig davon, weshalb er zu mir gekommen ist; bei den restlichen fünf Prozent der Patienten sollten die Induktionen auf deren Äußerungen über sich selbst in der Aufnahmesitzung abgestimmt werden.

Nach meiner Auffassung kann es Ihrem Verständnis zugute kommen, wenn Sie beim Lesen des folgenden Skripts darüber nachdenken, warum ich genau die Worte und Formulierungen gewählt habe, die Sie dort finden.

Bedenken Sie, dass praktisch jedes Wort, das Sie sehen, aus einem bestimmten Grund dort steht.

Ich habe das Skript Satz für Satz entwickelt, um zu demonstrieren, wie sich die bestmögliche Wirkung erzielen lässt.

Halten Sie nach jedem Satz kurz inne.

Das vorliegende Kapitel enthält nur den Inhalt der Sitzung, sodass man diesen einem Patienten problemlos vorlesen kann. Ich nehme aber an, dass ein wirklich neugieriger Therapeut wahrscheinlich die Mikrostruktur der Sitzung entschlüsseln will, statt einfach nur die vorgefertigten Texte zur Kenntnis zu nehmen.

Weil Leser viele der Hunderte von eingebetteten Suggestionen, die in diesem Text enthalten sind, wahrscheinlich übersehen werden, gebe ich im folgenden Kapitel 3 detaillierte Informationen über die Gründe, aus denen ich jedes Wort so und nicht anders gewählt habe.

»Lassen Sie mich zunächst erklären, wie Hypnose ist.

Sie ist nicht so, wie Sie es vielleicht im Fernsehen oder auf einer Bühne gesehen haben.

Es gibt dabei keine pendelnden Taschenuhren.

Nichts dergleichen.

Sie ähnelt eher dem Anhören eines Hörspiels im Radio.

Und weil es ums Radio geht, ist es meine Aufgabe, die Geschichte zu erzählen, und Sie müssen sich die Szenerie vorstellen, die meine Worte in Ihrer Vorstellung erzeugen.

Lassen Sie mich jetzt die Handlung des Hörspiels erklären.

Ich werde zunächst über den Raum sprechen; danach werde ich Sie dazu bringen, auf den Körper zu fokussieren.

Danach werde ich eine andere Richtung einschlagen und Ihnen eine kleine Geschichte aus meiner Kindheit erzählen, die Sie vielleicht mit Ihrer eigenen Kindheit in Verbindung bringen oder auch nicht.

Dann werde ich Sie dazu bringen, den Fokus durch den Körper wandern zu lassen; und Sie können mir dann berichten, was sich anders anfühlt hinsichtlich des Körpers.

Also machen Sie es sich einfach bequem, und beginnen Sie, indem Sie die Augen schließen und ein paarmal entspannend atmen, ganz gleich, was dies für Sie bedeuten mag.

Und hören Sie einfach auf den Klang meiner Stimme.

Nun können Sie zu jeder Zeit Ihrer Umgebung gewahr sein.

Und beachten Sie, selbst die geschlossenen Augen können der Größe und Form des Raums gewahr sein und wissen, wo die Tür ist und wie weit die Stühle und Sessel voneinander entfernt stehen.
Sie können Geräusche hören, vielleicht Verkehrsgeräusche.
Sie können mit den Fingern Gewebe spüren, und Sie können feststellen, ob das Gewebe grob oder weich, glatt oder rau ist.
Und all die Dinge, die ich bisher erwähnt habe, sind Beispiele für das, was äußere Wahrnehmung genannt wird.
Wahrnehmung unserer Umgebung.
Wir verbringen den größten Teil unseres Lebens damit, äußerlich wahrzunehmen.
Doch heute werden Sie etwas darüber lernen, was innere Wahrnehmung ist.
Innere Wahrnehmung existiert in zwei Formen. Es gibt positive und negative innere Wahrnehmung.
Die negative innere Wahrnehmung ist die häufigste und diejenige, die wir alle kennen. Wenn wir beispielsweise Bauchschmerzen bekommen, konzentrieren wir uns gewöhnlich darauf. Wir registrieren, wo der Schmerz auftritt, ob oben, in der Mitte oder unten und ob links, rechts oder zentral.
Dann registrieren wir die Stärke des Schmerzes, ob er leicht, mittelstark oder sehr stark ist.
Und dann beginnen wir, Schlussfolgerungen über die Bedeutung des Schmerzes zu entwickeln.
Ist Verstopfung der Grund?
War es die merkwürdige Pastete heute Mittag?
Ist das der Anfang einer Blinddarmentzündung ... oder von etwas noch Schlimmerem?
Und Sie wissen, wie es ist, wenn wir unerwünschte Gedanken haben, die sich vielleicht auf Angst oder Furcht beziehen oder ...
z. B. darauf:

a) Wie kann ich es schaffen, einen Aufzug zu benutzen?
b) Wann werde ich jemals ruhig sein?
c) Wie kann es mir jemals gelingen, in ein Flugzeug zu steigen?
d) Wie kann ich es jemals schaffen, mich beim Anblick von Injektionsnadeln wohlzufühlen?

... und wie diese Gedanken jede Logik, den gesunden Menschenverstand und jede Vernunft unwirksam machen und dazu führen können, dass wir uns hilflos und hoffnungslos fühlen. Aber andererseits gibt es ja auch die sogenannte positive innere Wahrnehmung.

Nun kennen viele Menschen die positive innere Wahrnehmung leider nicht, weil sie fokussierte Aufmerksamkeit erfordert.

Und auch ich selbst bin sehr glücklich, denn ich habe die Macht fokussierter Aufmerksamkeit schon vor über fünfzig Jahren kennengelernt.

Damals war ich noch ziemlich jung und lebte, ob Sie es glauben oder nicht, in einer Gegend, die Schottland genannt wird.

Und an einem jener sehr, sehr heißen Tage in den kurzen Wochen, die wir liebevoll den schottischen Sommer nennen, spielte ich gern mit einem Vergrößerungsglas.

Sehen Sie, mein Vater besaß ein Vergrößerungsglas von professioneller Stärke auf einem Stativ.

Er benutzte es für sein Hobby, Uhren zu reparieren.

Und wenn er nicht hinschaute, lieh ich mir dieses Vergrößerungsglas aus und schummelte es unter meinem Pullover mit einem Stück Zeitungspapier nach draußen.

Oft war meine kleine Schwester [mein kleiner Bruder] mit dabei.

Ich war immer ein kleiner Angeber.

Nun ... Sie können sich wahrscheinlich vorstellen, wie meine kleine Schwester [mein kleiner Bruder] war.

›Das darfst du nicht einfach nehmen.

Ich verrate dich.

Du bekommst großen Ärger!‹

Dann sagte ich: ›Schchchch!‹

Und dann hielt ich das Vergrößerungsglas, statt es nah an das Papier zu halten und so die Druckbuchstaben zu vergrößern, in größerer Entfernung.

Wahrscheinlich können Sie sich vorstellen, was meine Schwester [mein Bruder] daraufhin sagte:

›Das funktioniert doch nicht. Es ist zu weit weg. So kannst du die Buchstaben nicht vergrößern.‹

Plötzlich sah sie [er], dass das Sonnenlicht durch die Linse fiel. Und weil die Linse eine besondere Form hatte ... Nun, ich denke, Sie wissen, was passierte.

Sehen Sie, wie sich das Licht auf diesen winzigen Punkt von unglaublich hellem weißem Licht konzentrierte.
Und dann wurde der weiße Punkt langsam braun und immer dunkler, und dann schwelte und rauchte es, und plötzlich brannte er!
Und meine Schwester sagte: ›Booah, kann ich das auch?‹
Also brachte ich ihr bei, wie man das macht.
Ich erklärte ihr, dass man das Vergrößerungsglas im genau richtigen Abstand halten muss. Keinen Millimeter näher oder weiter entfernt.
Genau im richtigen Abstand.
Und zweitens muss man es sehr still halten.
Völlig auf diesen einen Punkt fokussiert ... und nur auf diesen Punkt, bis er sich verändert.
Damals ging es um die Konzentration von Licht- und Hitzeenergie der Sonne, die, wie man mir gesagt hat, ungefähr 150.000.000 Kilometer entfernt ist.
Aber heute, nach dieser kurzen Einführung, werden Sie lernen, wie Sie die Kraft Ihres starken, positiven, unbewussten kreativen Vorstellungsvermögens nutzen können, und ich werde Ihnen zeigen, wie Sie diese Macht fokussieren, indem Sie Ihr bewusstes logisches Denken wie ein sehr starkes Vergrößerungsglas nutzen, das Ihnen ermöglicht, auf eine Sache zu fokussieren, und zwar auf den ...
rechten Fuß und die Zehen.
Fokussieren Sie alle Ihre Gedanken, Ihre Konzentration und jeden Fetzen Gewahrsein auf den rechten Fuß und die Zehen.
Und nur auf den rechten Fuß und die Zehen.
Und während Sie das tun,
spüren Sie, wie sich der Fuß verändert.
Wenn ich ›verändert‹ sage, dann meine ich, dass es kribbeln oder zucken könnte oder dass der Fuß einfach schlaff werden könnte.
Fokussieren Sie anschließend auf den rechten Unterschenkel, besonders auf die Rückseite, weil da die Muskeln sind.
Und fokussieren Sie dann auf den rechten Oberschenkel, und weil die Muskeln des Oberschenkels größer und länger sind, kann man dort meist leichter die Weichheit und Schlaffheit spüren.
Richten Sie Ihre Aufmerksamkeit nun völlig auf den linken Fuß und die Zehen.
Spüren Sie, ob er sich ein wenig bewegt und wenn ja in welche Richtung. Oder ob er sich einfach nur angenehm und schlaff anfühlt.

Und dann fokussieren Sie auf den linken Unterschenkel.
Ich frage mich, ob Sie die Muskeln unter der Haut spüren können.
Und dann fokussieren Sie auf den linken Oberschenkel.
Achten Sie auf das Nachlassen der Anspannung.
Viele haben zu mir gesagt, dass diese langsame und ruhige Art, zuerst in die Muskelentspannung zu geleiten und schließlich in das, was Hypnose genannt wird, ein wenig so ist, wie wenn man Wachs allmählich schmelzen sieht.
Zuerst ist das Wachs fest und weiß, aber wenn ich mit weicher und sanfter Stimme zu sprechen beginne und besonders wenn irgendwann die Augenlider flackern oder zucken, wird das Wachs weicher und schmilzt.
Oh, am Anfang scheint das Wachs zumindest äußerlich noch gleich zu bleiben.
Das ist so, weil es von innen schmilzt, bis es plötzlich weich ist und immer weicher wird und schließlich durchsichtig und flüssig ist.
Sodass Sie nun, während Sie auf das Gesäß und das Becken fokussieren, spüren können, was ich mit ›weich‹ und ›von innen weicher werden‹ meine.
Und während Sie dann auf die Bauchmuskeln fokussieren, können Sie deren langsames und stetiges Heben und Senken im Takt der Atmung spüren.
Und wo wir gerade bei der Atmung sind: Während Sie auf die Brustmuskeln fokussieren, bin ich mir sicher, dass Ihnen aufgefallen ist, dass die Atmung jetzt viel langsamer und entspannter geworden ist.
Ich frage mich, ob Sie schon bemerkt haben, dass insbesondere das Ausatmen Ihnen jedes Mal erlaubt, noch entspannter zu werden.
Während Sie also jetzt auf die Schultern fokussieren, können Sie das leichte Steigen und Fallen im Takt der Atmung spüren.
Nun möchte ich, dass Sie Ihren Fokus so sehr verstärken, wie Sie können, und dass Sie Ihre Aufmerksamkeit vollständig auf den rechten Oberarm richten.
Spüren Sie, wie er jetzt einfach so da hängt, an der Seite des Körpers, locker und schlaff, wie eine gekochte Spaghetti.
Fokussieren Sie nun Ihre Aufmerksamkeit vollständig auf den rechten Unterarm.
Ich frage mich, ob Sie spüren können, wie die Muskeln unter der Haut, unter dem Arm locker werden.

Fokussieren Sie nun auf die rechte Hand und die Finger.
Spüren Sie in jeden Knöchel, jedes winzige Gelenk hinein, bis nur noch die Form der Knochen die Hand an ihrem Platz hält.
Verlagern Sie den Fokus nun auf den linken Oberarm.
Schlaff wie ...
Fokussieren Sie nun auf den linken Unterarm.
Er hängt einfach schlaff herunter.
Und auf die linke Hand und die Finger.
Jeder Knöchel, jedes Gelenk. So ist es gut.
Und richten Sie den Fokus nun auf die großen Nackenmuskeln, und weil der Kopf so schwer ist, nämlich etwa fünfeinhalb Kilo schwer, bewegt er sich vielleicht ein wenig auf eine Position absoluter Ruhe zu oder bleibt ziemlich ruhig und ausgeruht.
Und nun fokussieren Sie auf das Kinn und den Kiefer.
Spüren Sie, wie er sich von innen nach außen entspannt.
Und dann fokussieren Sie auf die Wangen.
Sie hängen ein wenig schlaff herab.
Und auf die Augenlider, die so geduldig darauf gewartet haben, endlich auch an die Reihe zu kommen.
Spüren Sie, wie sie sich nun schließen wie die Rollläden vor einem Fenster.
Und wenn Sie vielleicht gerade denken, dass sich die Augen unmöglich noch mehr schließen können, dann beachten Sie, wie sich die kleinen Muskeln seitlich der Augen lockern und sich die Augen mit einem letzten Flackern nun vollständig geschlossen haben.
Und während Sie nun auf die Stirn fokussieren,
spüren Sie, wie sie sich entspannt, wie sie sich glättet und sich beruhigt.
Und die Schädeldecke ... und der Hinterkopf ...
Sodass Sie jetzt mit jedem langsamen Ausatmen eine Art Welle der Entspannung spüren können, die den Körper durchströmt, bei jedem Ausatmen.
Und das ist es, was ich eine leichte Hypnose nenne.
Beachten Sie, dass Sie in leichter Hypnose natürlich, wie versprochen, immer noch äußerlich wahrnehmen können.
Sie können immer noch Größe und Form des Raumes erkennen.
Sie können immer noch alle Geräusche hören, und Sie können den Stoff der Kleider, die Sie tragen, weiter spüren.

Aber ich hoffe, Sie können nun erkennen, dass das positive innere Gewahrsein stark gewachsen ist.
Wie der Geist die Muskeln verändert hat und wie der Körper auf das Gehirn reagiert hat.
Sie werden sehr leicht sprechen können.
Also sagen Sie mir in Ihren Worten: Was spüren Sie, wie sich der Körper jetzt anfühlt?
Sagen Sie es mir.
Was fällt Ihnen jetzt am Gewicht des Körpers auf?
Wie fühlt es sich an?
Nun wissen Sie natürlich rein logisch, dass der Körper nicht schwerer oder leichter sein kann als zu Beginn unserer Arbeit.
Wollen Sie wissen, warum es sich so anfühlt?
Nun, zum ersten Mal in Ihrem Leben ist jede Muskelfaser im Körper – und es gibt sicherlich 400 Millionen davon – völlig entspannt. Und wenn sie alle dies gleichzeitig dem Gehirn signalisieren, wird das Gehirn dadurch verständlicherweise überfordert und gelangt zu dem Fehlschluss, dass der Körper unglaublich leicht [schwer] geworden ist.
Das ist ausgezeichnet.
Gut gemacht.
Und nun sagen Sie mir, was fällt Ihnen jetzt bezüglich der Körpertemperatur auf?

Antwortet der Patient WÄRMER, *sagen Sie:*

Nun, das ist interessant.
Die Temperatur in diesem Raum liegt bei 20 Grad.
Die Temperatur in Ihrem Körper liegt bei 37 Grad.
Wie soll ein Körper, der eine Temperatur von 37 Grad hat, in einem Raum mit einer Temperatur von 20 Grad wärmer werden? Das widerspricht den Gesetzen der Physik.
Der Körper verfügt über ein Thermostat, das seine Temperatur bei 37 Grad hält. Sie verändert sich nicht.
Allerdings kann sich die Temperatur der Haut stark verändern.
Wenn wir Sorgen oder Angst haben, wird unsere Haut kühler.
Wenn wir entsetzt sind, kann uns der kalte Schweiß ausbrechen.
Wenn wir völlig entspannt sind, ist unsere Haut natürlich immer warm und trocken.

Antwortet der Patient KÜHLER, sagen Sie:

Gut gemacht, Sie wissen also, dass die Körpertemperatur konstant bleibt.

Wahrscheinlich wissen Sie auch, worauf die Ausdrücke ›Bleib cool‹ und ›Behalt einen kühlen Kopf‹ beruhen.

Und nun sagen Sie mir – mir ist klar, dass das ein bisschen merkwürdig klingt: Was sagt das Gehirn Ihnen darüber, was mit Größe und Form des Körpers passiert ist?

Ganz genau.

Er fühlt sich größer [kleiner/behäbiger] an.

Nun wird Ihnen vielleicht klar, was ich mit geschmolzenem Wachs gemeint habe.

Korrigieren Sie mich, wenn ich falschliege.

Aber Sie haben gerade Ihre Wahrnehmung von Größe, Form, Gewicht und Temperatur des Körpers verändert und sind unglaublich entspannt. Richtig?

Nun, das ist erstaunlich, denn ich habe Sie nie aufgefordert, etwas davon zu verändern.

Ich habe Ihnen vorhin eine Geschichte über zwei ungezogene Kinder mit einem Vergrößerungsglas erzählt, und danach habe ich Sie gebeten, nacheinander auf alle Teile des Körpers zu fokussieren. Das Wort, das ich benutzt habe, war Fokus. Ich kann mich nicht erinnern, Sie gebeten zu haben, schwer [leicht, warm/kalt, groß/klein] zu werden.

Wollen Sie vielleicht lernen, diesen erstaunlichen Zustand der Entspannung jederzeit in weniger als sechzig Sekunden zu reproduzieren?

Darauf antworten alle Patienten mit »Ja«. Ich nehme an, wir wissen beide warum.

Ich werde Sie nun aus der Hypnose führen, um Ihnen die Selbsthypnose beizubringen.

Ich werde einfach von 1 bis 10 zählen.

Wenn ich die 8 erreiche, öffnen sich die Augen, ganz spontan und von selbst, und bei 10 erwachen Sie vollständig und sind wieder in der Wirklichkeit.

Und falls es Sie interessieren sollte:

Sie können verfolgen, was geschieht, wenn Sie versuchen, vor der Zahl 8 die Augen zu öffnen.

1, 2, 3, 4, 5, 6, 7, 8, die Augen öffnen sich, 9, 10.«

Es gibt drei Möglichkeiten, wie der Patient reagieren kann. Im Folgenden werden die entsprechenden Interventionen dargestellt:

1. *Patient öffnet die Augen:*
   »Ausgezeichnet, das zeigt, dass Sie die Kontrolle haben. Das sollten Sie wissen.«

2. *Patient gibt sich keine Mühe:*
   »Das ist in Ordnung. Sie brauchen es nicht zu versuchen.«

3. *Augen des Patienten öffnen sich nicht:*
   »Wahrscheinlich haben Sie gemeint, ich hätte gesagt, Sie würden die Augen nicht öffnen können. Ich habe aber nur gesagt, Sie sollten darauf achten, was passiert, wenn Sie versuchen, die Augen zu öffnen. ›Versuchen‹ ist für das Unbewusste gleichbedeutend mit ›versagen‹, wie ich schon erklärt hatte. Deshalb ist ein Misserfolg unvermeidlich, wenn Sie auf das Wort ›versuchen‹ hören.«

»Nun ein wenig Selbsthypnose.
Nehmen Sie die Hände, und legen Sie die Handflächen zu einer typischen ›Gebetshaltung‹ zusammen.
Verschränken Sie dann die Finger so, dass die Fingerspitzen die Knöchel der anderen Hand berühren.
Strecken Sie anschließend die Zeigefinger so parallel wie eben möglich.
Und dann schauen Sie auf den Raum zwischen den Fingern.
Spüren Sie, wie die Finger durch die Macht des Unbewussten zusammengezogen werden.
Wie Magnete zueinander hingezogen werden.
Wenn sich die Finger berühren ..., dann schließen Sie die Augen.
Atmen Sie tief, und treten Sie beim Ausatmen wieder in die Hypnose ein.
Beachten Sie, wie gut sich das anfühlt.
Und nun zählen Sie innerlich bis zehn; bei acht öffnen sich die Augen.
Sehr gut!
Nun möchte ich beweisen, dass jede Hypnose Selbsthypnose ist. Deshalb möchte ich, dass Sie das wiederholen, was ich Ihnen gerade gezeigt habe. Ich werde währenddessen nichts sagen.
Sehr gut!
In der nächsten Sitzung werde ich Ihnen beibringen, wie Sie alle Ihre unerwünschten Trigger loswerden können.«

3 Mikroanalyse der ersten Hypnosesitzung

Dieses Kapitel dient zur Kenntlichmachung der vielfältigen eingebetteten Suggestionen, die die Vergrößerungsglas-Metapher so effektiv machen. Es erforscht und erläutert die direkten und indirekten Suggestionen, die dem Zuhörer so ein wunderbares Erlebnis bescheren.

Abgesehen von den Worten spielt aber auch die Intonation eine wichtige Rolle, und um dies an wichtigen Stellen anzudeuten, habe ich die Wörter, die beim Vortrag hervorgehoben werden sollen, im Text unterstrichen. Möglicherweise werden Ihnen auch noch andere Suggestionen im Text auffallen, beispielsweise in Form der Wiederholung wichtiger Formulierungen.

Die Vergrößerungsglas-Metapher

Tranceinduktion	Kommentar
Lassen Sie mich	*d. h.: Geben Sie mir die Erlaubnis!*
zunächst	*Es handelt sich also nur um vorbereitende Erläuterungen, noch nicht um die Hypnose selbst. Das Wort ›zunächst‹ verringert jede möglicherweise bestehende Angst bezüglich Hypnose*
erklären,	*klarmachen – und ich habe Ihre Erlaubnis, dies zu tun*
wie Hypnose ist.	*Nicht ›was Hypnose ist‹, ›wie‹ deutet eher einen Vergleich an*
	Nun folgt eine Serie von Negativaussagen (3 Negationen: nicht, keine, nichts)
Sie ist *nicht* so, wie Sie es vielleicht im Fernsehen oder auf einer Bühne gesehen haben.	*Natürlich nicht!*
Es gibt dabei *keine* pendelnden Taschenuhren.	*Machen Sie sich nicht lächerlich!*
Nichts dergleichen.	*Was denn dann?*

Tranceinduktion	Kommentar
Sie ähnelt eher dem Anhören eines Hörspiels im Radio.	*weiterer Vergleich*
Und weil es ums Radio geht,	*Truismus*
ist es *meine* Aufgabe, die Geschichte zu erzählen, und *Sie* müssen sich die Szenerie vorstellen,	*Aufführung der jeweiligen Aufgaben und Pflichten*
die meine Worte in Ihrer Vorstellung erzeugen.	*Zuschreibung einer Wirkung, aber auch: ›Sie sind das Orchester‹*
Lassen Sie mich jetzt	*Bitte um Erlaubnis zu sprechen*
die Handlung des Hörspiels erklären. ICH WERDE zunächst über den Raum sprechen;	
danach WERDE ICH SIE dazu bringen,	*sehr subtile Direktive*
auf DEN Körper zu fokussieren.	*Man beachte den Gebrauch des Wortes ›den‹ statt Ihren – dies fördert Dissoziation*
Danach werde ich eine andere Richtung einschlagen	*Offenbar ist dieser Abschnitt nicht Bestandteil der Therapie*
und Ihnen eine kleine Geschichte	*unscheinbar und trivial*
aus meiner Kindheit erzählen, die Sie vielleicht	*permissiv*
mit Ihrer eigenen Kindheit in Verbindung bringen oder auch nicht.	*Einbindung aller Alternativen und Anspielungen bezüglich der bevorstehenden Suggestion einer Altersregression*
Dann werde ich Sie dazu bringen,	*Direktive*
den Fokus durch DEN Körper wandern zu lassen;	
und Sie können mir dann berichten, was sich anders anfühlt	*Vorannahme, der zufolge eine Veränderung eintreten wird*
hinsichtlich DES Körpers.	
	Nun folgt meine Lieblingszeile:
Also	*mein Lieblingswort für Überleitungen*
machen Sie	*Sie tun etwas, um eine Veränderung zu erreichen*

Tranceinduktion	Kommentar
es sich	*Ihr Job*
einfach	*dieses Wort bringt wunderbar Mühelosigkeit zum Ausdruck*
bequem,	*unterstellt, dass es sich um eine leicht zu erreichende Veränderung handelt*
und beginnen Sie, indem Sie DIE Augen schließen	*Beginnen womit? Mit der Hypnose? direkte Anweisung – superschnelle übergangslose Induktion*
und ein paarmal *entspannend* atmen,	*d. h., jede Art zu atmen wird entspannend wirken*
ganz gleich, was dies für Sie bedeuten mag.	*d. h., es ist okay, wenn Sie nicht genau wissen, wie man entspannend atmet*
Und hören Sie einfach auf den Klang meiner Stimme.	*direkte Suggestion in Form eines Befehls*
	Es kommt nun eine ›Ja‹-Folge, eine Reihe von Allgemeinplätzen, jeweils gefolgt von einer nützlichen Suggestion, die aufgrund der Schwungkraft der Ja-Haltung akzeptiert wird.
Nun können Sie zu jeder Zeit Ihrer Umgebung gewahr sein.	*Ja*
Und beachten Sie, selbst DIE geschlossenen Augen können	*tun dies aber vielleicht später doch nicht?*
der Größe und Form des Raums gewahr sein	*Ja*
und wissen, wo die Tür ist	*Ja; visuell*
und wie weit die Stühle und Sessel voneinander entfernt stehen.	*Ja*
Sie können Geräusche hören,	*Ja*
vielleicht Verkehrsgeräusche.	*Ja; auditiv*
Sie können mit DEN Fingern Gewebe spüren,	*Ja*
und Sie können feststellen, ob das Gewebe grob oder weich,	*Ja*
glatt oder rau ist.	*Ja; kinästhetisch*

Tranceinduktion	Kommentar
Und all die Dinge, die ich bisher erwähnt habe, sind Beispiele für das, was äußere Wahrnehmung genannt wird,	*Ja*
Wahrnehmung unserer Umgebung.	*Ja*
Wir verbringen den größten Teil unseres Lebens damit, äußerlich wahrzunehmen.	*Ja*
Doch heute werden Sie etwas darüber lernen, was innere Wahrnehmung ist.	*nützliche positive Suggestion*
Innere Wahrnehmung existiert in zwei Formen. Es gibt positive und negative innere Wahrnehmung.	*klingt wie ein weiterer Truismus*
	Neue Ja-Folge
Die negative innere Wahrnehmung ist die häufigste	*Ja*
und diejenige, die wir alle kennen.	*Ja; d. h., sie zählt zu den Dingen, die jeder Mensch kennt.*
Wenn wir beispielsweise Bauchschmerzen bekommen, konzentrieren wir uns gewöhnlich darauf.	*Ja*
Wir registrieren, *wo*	*Betonen!*
der Schmerz auftritt, ob oben, in der Mitte oder unten	*Ja*
und ob links, rechts oder zentral.	*Ja; Einbinden aller Alternativen*
Dann registrieren wir die *Stärke*	*Betonen!*
des Schmerzes, ob er leicht, mittelstark oder sehr stark ist.	*Ja; weitere Bemühungen um das Einbinden aller Möglichkeiten*
Und dann beginnen wir, Schlussfolgerungen über die *Bedeutung*	*Betonen!*

Tranceinduktion	Kommentar
des Schmerzes zu entwickeln. Ist Verstopfung der Grund? War es die merkwürdige Pastete heute Mittag? Ist das der Anfang einer Blinddarmentzündung ... oder von etwas noch Schlimmerem?	
	Weitere Bemühungen, alle Möglichkeiten einzubinden
Und Sie wissen,	*Truismus*
wie es ist, wenn wir unerwünschte Gedanken haben, die sich vielleicht auf Angst oder Furcht beziehen oder ...	*Fügen Sie hier den konkreten Grund für die Bitte des Patienten um eine Angst-Konsultation ein!*
z. B. darauf: a) Wie kann ich es schaffen, einen Aufzug zu benutzen? b) Wann werde ich jemals ruhig sein? c) Wie kann es mir jemals gelingen, in ein Flugzeug zu steigen? d) Wie kann ich es jemals schaffen, mich beim Anblick von Injektionsnadeln wohlzufühlen?	
... und wie diese Gedanken jede Logik, den gesunden Menschenverstand und jede Vernunft unwirksam machen	*Ja*
und dazu führen können, dass wir uns hilflos und hoffnungslos fühlen.	*Ja*
Aber andererseits gibt es ja auch die sogenannte *positive* innere Wahrnehmung.	*positive Suggestion*
Nun kennen viele Menschen die positive innere Wahrnehmung leider nicht, weil sie fokussierte Aufmerksamkeit erfordert.	*Da nicht viele Menschen sie kennen, können Sie sich heute sehr glücklich schätzen.*
Und auch ICH SELBST BIN sehr glücklich,	*Nur für den Fall, dass Sie nicht mitbekommen haben, dass auch Sie sich glücklich schätzen sollten.*

Tranceinduktion	Kommentar
denn ich habe die MACHT fokussierter Aufmerksamkeit schon vor über ...	*Pause*
fünfzig Jahren kennengelernt.	*Einladung zur Altersregression*
Damals war ich noch ziemlich jung und lebte, ob Sie es glauben oder nicht, in einer Gegend, die	*Kunstpause*
... Schottland genannt wird.	*Dies ist subtiler Humor – ich habe nämlich einen sehr deutlich schottischen Akzent, und folglich ist es kaum schwer zu glauben, dass ich aus Schottland stamme. Falls Sie selbst nicht aus Schottland stammen, sollten Sie diese Passage natürlich anders gestalten.* *Es folgt eine humoristische Äußerung über das schottische Wetter.*
Und an einem jener sehr, sehr	*Hervorheben der Wiederholung*
heißen Tage in den ...	*Kunstpause*
kurzen Wochen, ... die wir liebevoll ... den schottischen Sommer nennen, spielte ich gern mit einem Vergrößerungsglas.	
Sehen Sie, mein Vater besaß ein Vergrößerungsglas von professioneller Stärke auf einem Stativ.	*Wenn der Zuhörer den etwas ungewöhnlichen Ausdruck ›professionelle Stärke‹ hört, assoziiert er damit die Bedeutung ›groß und stark‹. Und eine solche innere Assoziierung von Stärke und Macht ist wesentlich wirksamer, als wenn man diese Worte direkt ausspricht.*
Er benutzte es für sein Hobby, Uhren zu reparieren.	*Eine unwichtige Bemerkung, die nur dazu dient, einen Eindruck von Authentizität zu erzeugen.* *Wechseln Sie nun zu einem konspirativ gedämpften Stimmklang.*
Und wenn er nicht *hinschaute, lieh* ich mir dieses Vergrößerungsglas aus und *schummelte* es *unter* meinem Pullover *mit* einem Stück Zeitungspapier nach draußen.	*Betonen der hervorgehobenen Wörter*

Tranceinduktion	Kommentar
Oft war meine kleine Schwester [mein kleiner Bruder] mit dabei.	*Erwähnen Sie ›Schwester‹, wenn Sie mit einer Patientin arbeiten. Erwähnen Sie ›Bruder‹, wenn es sich um einen Patienten handelt. Dies verstärkt die Rollenidentifikation. Außerdem ist dies eine weitere indirekte Suggestion, die eine Altersregression induziert.*
Ich war immer ein kleiner Angeber.	*Eine selbstherabsetzende Bemerkung, die von der vorangegangenen Suggestion einer ›unartigen‹ konspirativen Aktivität ablenkt.*
Nun ... Sie können sich wahrscheinlich vorstellen, wie meine kleine Schwester [mein kleiner Bruder] war.	
›Das darfst du nicht einfach nehmen. Ich verrate dich. Du bekommst großen Ärger!‹	*Wechseln Sie nun zu einer kindlichen Stimme*
Dann sagte ich: ›Schchchch!‹ Und dann hielt ich das Vergrößerungsglas, statt es nah an das Papier zu halten und so die Druckbuchstaben zu vergrößern, in größerer Entfernung. Wahrscheinlich können Sie sich vorstellen, was meine Schwester [mein Bruder] daraufhin sagte:	*Nun wieder mit normaler Stimme*
›Das funktioniert doch nicht! Es ist zu weit weg. So kannst du die Buchstaben nicht vergrößern.‹	*Wieder mit kindlicher Stimme*
Plötzlich sah sie [er], dass das Sonnenlicht durch die Linse fiel.	*Zurück zur normalen Stimme*
Und weil die Linse eine besondere Form hatte ... Nun, ich denke, Sie wissen, was passierte.	*Dies verstärkt die Bereitschaft zur Zusammenarbeit.*
Sehen Sie,	*visuell*
wie sich das Licht auf diesen winzig kleinen Punkt	*sehr stark fokussiert*

Tranceinduktion	Kommentar
von unglaublich hellem weißem Licht konzentrierte? Und dann wurde der weiße Punkt langsam braun ... und immer dunkler, und dann schwelte und rauchte es, und *plötzlich*	*›plötzlich‹ mit einer gewissen Begeisterung gesprochen*
brannte er! Und meine Schwester [mein Bruder] sagte: ›Booah, kann ich das auch?‹	*Noch mehr Begeisterung und mit einer kindlichen Stimme.*
Also brachte ich ihr [ihm] bei ..., wie man das macht.	*Ich bin Lehrer, und du bist Lernender*
Ich erklärte ihr [ihm], ... dass man das Vergrößerungsglas im genau richtigen Abstand halten muss.	*Im Idealfall sage ich ›halten‹ nach dem vollständigen Einatmen, um ein leichtes Halten des Atems zu induzieren und damit Katalepsie.*
Keinen Millimeter näher oder weiter entfernt. Genau im richtigen Abstand. Und zweitens muss man es sehr still halten.	*eine weitere Katalepsie fördernde Suggestion*
Völlig auf diesen einen Punkt fokussiert ... und nur auf diesen Punkt, bis er sich verändert.	*bis er sich trans-formiert – trance-formiert*
Damals ging es um die Konzentration von Licht- und Hitzeenergie der Sonne,	*Truismen;* *Ja*
die, wie man mir gesagt hat, ungefähr 150.000.000 Kilometer entfernt ist.	*Ja*
Aber heute,	*Unterbrechung der Altersregression*
nach dieser kurzen Einführung,	*Offenbar ist jetzt der Zeitpunkt gekommen, zu dem die ›Hypnose‹ tatsächlich beginnt!*
werden Sie lernen,	*Versprechen*
wie Sie die Kraft Ihres starken, positiven, unbewussten kreativen Vorstellungsvermögens nutzen können,	*wie ein Truismus und sehr schmeichelhaft formuliert*

Tranceinduktion	Kommentar
und ich werde Ihnen zeigen, wie Sie diese Macht *fokussieren*, indem Sie Ihr bewusstes logisches Denken wie ein sehr starkes Vergrößerungsglas *nutzen*, das Ihnen ermöglicht, auf *eine* Sache zu fokussieren, und zwar auf DEN …	*Auch hier wieder fördert der Gebrauch von ›den‹ anstatt von ›Ihren‹ die Dissoziation.*
rechten Fuß und die Zehen. Fokussieren Sie alle Ihre Gedanken, Ihre Konzentration und jeden Fetzen Gewahrsein auf DEN rechten Fuß und die Zehen. Und *nur* auf DEN rechten Fuß und die Zehen. Und während Sie das tun, *spüren* Sie, wie sich DER Fuß verändert.	*kinästhetisch und dissoziativ*
Wenn ich ›verändert‹ sage, dann meine ich, dass es	*dissoziativ*
kribbeln oder zucken könnte oder dass der Fuß einfach schlaff werden könnte.	*Einbinden vergleichbarer Möglichkeiten*
Fokussieren Sie anschließend auf DEN rechten Unterschenkel, besonders auf die Rückseite, weil da die Muskeln sind.	*Truismus*
Und fokussieren Sie dann auf DEN rechten Oberschenkel, und weil	*Einbindung*
die Muskeln des Oberschenkels größer und länger sind,	*Truismus*
kann man dort meist	*aber nicht immer*
leichter die Weichheit und Schlaffheit spüren.	*Annahme*
Richten Sie Ihre Aufmerksamkeit nun völlig auf den linken Fuß und die Zehen. Spüren Sie, ob ER sich ein wenig bewegt und wenn ja in welche Richtung. Oder ob ER sich einfach nur angenehm und schlaff anfühlt.	*Einbinden zweier Alternativen*

Tranceinduktion	Kommentar
Und dann fokussieren Sie auf DEN linken Unterschenkel. Ich frage mich, ob Sie DIE Muskeln unter der Haut spüren können.	
Und dann fokussieren Sie auf DEN linken Oberschenkel. Achten Sie auf das Nachlassen der Anspannung.	*Nun wird als Metapher eine amnestische Schleife eingefügt, die eine Zustandsveränderung suggeriert. Eine amnestische Schleife wird am Ende einer solchen Sitzung nur selten erinnert, aber das damit implizierte Vorstellungsbild ist nützlich, wenn es darum geht, das gewünschte Resultat einer tiefreichenden Schlaffheit zu erzielen.*
Viele haben zu mir gesagt,	*Das hier ist also nichts Ungewöhnliches.*
dass diese langsame und ruhige Art, zuerst in die Muskelentspannung	*Hier wird erstmals das Wort ›Entspannung‹ benutzt.*
zu geleiten und schließlich in das, was Hypnose genannt wird,	*Der Patient befindet sich also nicht unbedingt schon in diesem Zustand.*
ein wenig so ist, wie wenn man Wachs allmählich schmelzen sieht.	*Metapher*
Zuerst ist das Wachs fest und weiß, aber wenn ich mit weicher und sanfter Stimme zu sprechen beginne und besonders wenn irgendwann DIE Augenlider flackern oder zucken,	*Wenn das tatsächlich passiert, dann fügen Sie ein: ›So wie jetzt‹.*
wird das Wachs weicher und schmilzt.	
Oh, am Anfang scheint das Wachs zumindest äußerlich noch gleich zu bleiben.	*Einfügung einer kleinen Bemerkung, die sich an Zweifler wendet, die [noch] nicht an Veränderungen des Körpers glauben.*
Das ist so, weil	*ein sehr gewichtiger Grund*
es von innen schmilzt, bis es plötzlich weich ist und immer weicher wird	*Prozess*
und schließlich durchsichtig und flüssig ist.	*Ende der amnestischen Schleife, die den eingebetteten Zustand der Veränderungssuggestion zurücklässt.*

Tranceinduktion	Kommentar
Sodass Sie nun, während Sie auf DAS Gesäß und DAS Becken fokussieren, spüren können,	*sanfte Suggestion*
was ich mit ›weich‹ und ›von innen weicher werden‹ meine.	*Rückbezug auf die Suggestion der amnestischen Schleife*
Und während Sie dann auf die Bauchmuskeln fokussieren, können Sie deren langsames und stetiges Heben und Senken im Takt der Atmung spüren.	
Und wo wir gerade bei der Atmung sind: Während Sie auf DIE Brustmuskeln fokussieren, bin ich mir sicher,	*Da bin ich zuversichtlich*
dass Ihnen aufgefallen ist,	*Das ist keine Frage von ›kann sein‹*
dass die Atmung jetzt	*sie hat sich also verändert*
viel langsamer und entspannter	*die zweite Erwähnung des Wortes ›entspannt‹*
geworden ist. Ich frage mich, ob Sie SCHON bemerkt haben,	*Sie haben es entweder schon bemerkt oder werden es bemerken, aber es wird in jedem Fall passieren.*
dass insbesondere DAS Ausatmen Ihnen jedes Mal erlaubt,	*interessante Verwendung des Wortes ›erlauben‹*
noch entspannter zu werden.	*dritte Verwendung des Wortes ›entspannt‹: Das Ausatmen verstärkt die Entspannung*
Während Sie also jetzt	*Sie tun zwei Dinge gleichzeitig*
auf DIE Schultern fokussieren, können Sie	*leichte Suggestion*
das leichte Steigen und Fallen im Takt DER Atmung spüren.	*Truismus*
Nun möchte ich, dass Sie Ihren Fokus so sehr verstärken,	*Suggerieren einer Verstärkung des Fokus*
wie Sie können, und dass Sie Ihre Aufmerksamkeit vollständig auf den rechten Oberarm richten. Spüren Sie, wie er jetzt einfach so da hängt, an der Seite des Körpers, locker und schlaff, wie eine gekochte Spaghetti.	*kinästhetische Suggestion von Lockerheit*

Tranceinduktion	Kommentar
Fokussieren Sie nun Ihre Aufmerksamkeit vollständig auf DEN rechten Unterarm. Ich frage mich, ob Sie spüren können, wie DIE Muskeln unter DER Haut, unter DEM Arm locker werden.	
Fokussieren Sie nun auf DIE rechte Hand und die Finger. Spüren Sie in jeden Knöchel, jedes winzige Gelenk hinein, bis nur noch die Form der Knochen die Hand an ihrem Platz hält.	*Das tun sie doch immer, nicht wahr?!*
Verlagern Sie den Fokus nun auf DEN linken Oberarm. Schlaff wie ...	*Auch dies ist eine freundlich gemeinte hiesige sprachliche Gepflogenheit. Ich deute den Vergleich nur an und überlasse es dem Klienten, den Satz im Geiste auf jede Art, die er sich wünscht, zu vervollständigen.*
Fokussieren Sie nun auf den linken Unterarm. Er hängt einfach schlaff herunter. Und auf DIE linke Hand und die Finger.	
Jeder Knöchel, jedes Gelenk. So ist es gut.	*Bestätigung, dass der Patient seine Sache gut macht*
Und richten Sie DEN Fokus nun auf DIE großen Nackenmuskeln, und weil DER Kopf so schwer ist, nämlich etwa fünfeinhalb Kilo schwer,	*Truismus*
bewegt er sich vielleicht	*oder auch nicht*
ein wenig auf eine Position absoluter Ruhe zu oder bleibt ziemlich ruhig und ausgeruht.	*Einbindung von zwei wunderbaren potenziellen Resultaten*
Und nun fokussieren Sie auf DAS Kinn und DEN Kiefer. Spüren Sie, wie er sich von innen nach außen entspannt.	*Prozess;* *Tut er das wirklich?*

Tranceinduktion	Kommentar
Und dann fokussieren Sie auf DIE Wangen. Sie hängen ein wenig schlaff herab. Und auf die Augenlider, die so geduldig darauf gewartet haben, endlich auch an die Reihe zu kommen.	*Augenlider sind geduldig?*
Spüren Sie, wie sie sich nun schließen wie die Rollläden vor einem Fenster.	*Metapher*
Und wenn Sie vielleicht gerade denken, dass sich DIE Augen unmöglich noch mehr schließen können, dann beachten Sie, wie sich die kleinen Muskeln seitlich der Augen lockern und sich die Augen mit einem letzten Flackern nun *vollständig* geschlossen haben.	*Dies wird sich später als nützlich erweisen.*
Und während Sie nun auf DIE Stirn fokussieren, spüren Sie, wie sie sich entspannt,	*nächste Verwendung von ›entspannen‹*
wie sie sich glättet und sich beruhigt.	
Und DIE Schädeldecke ... und DER Hinterkopf ...	*Lassen Sie den Zuhörer das fehlende Verb ›entspannen‹ selbst einfügen.*
Sodass Sie JETZT mit jedem langsamen Ausatmen eine Art Welle der Entspannung spüren können, die den Körper durchströmt, bei jedem Ausatmen.	
Und das ist es, was ich eine leichte Hypnose nenne.	*Wow, wenn das nur eine leichte Hypnose ist, ist das erstaunlich!*
Beachten Sie, dass Sie in leichter Hypnose natürlich, wie versprochen, immer noch	*um jeden Zweifel auszuräumen*
äußerlich wahrnehmen können.	*Ja*
Sie können immer noch Größe und Form des Raumes erkennen.	*Ja*
Sie können immer noch alle Geräusche hören,	*Ja*

Tranceinduktion	Kommentar
und Sie können den Stoff der Kleider, die Sie tragen, weiter spüren.	*Ja*
Aber ich hoffe, Sie können nun erkennen, dass das positive innere Gewahrsein stark gewachsen ist.	
Wie der Geist die Muskeln verändert hat und wie der Körper auf das Gehirn reagiert hat. Sie werden sehr leicht sprechen können.	*Vokalisierung, Förderung, Suggestion*
Also, sagen Sie mir in Ihren Worten:	*Tautologie, denn wessen Worte als die eigenen könnte der Patient benutzen?*
Was spüren Sie, wie sich der Körper jetzt anfühlt?	*Vorannahme einer Veränderung*
	Was auch immer der Klient daraufhin sagt, stellen Sie in jedem Fall fest: ›Ganz genau!‹
Sagen Sie es mir.	
Was fällt Ihnen jetzt am Gewicht des Körpers auf? Wie fühlt es sich an?	*Ganz gleich, was der Klient sagt, antworten Sie: ›Ganz genau, gut gemacht.‹*
Nun wissen Sie natürlich rein logisch, dass DER Körper nicht schwerer oder leichter sein kann als zu Beginn unserer Arbeit. Wollen Sie wissen, warum es sich so anfühlt? Nun, zum ersten Mal in Ihrem Leben ist jede Muskelfaser im Körper – und es gibt sicherlich 400 Millionen davon – völlig entspannt. Und wenn sie alle dies gleichzeitig dem Gehirn signalisieren, wird DAS Gehirn dadurch verständlicherweise überfordert und gelangt zu dem Fehlschluss, dass der Körper unglaublich leicht [schwer] geworden ist. Das ist ausgezeichnet.	

Tranceinduktion	Kommentar
Gut gemacht.	*Das Resultat ist ein Erfolg des Patienten.*
Und nun sagen Sie mir, was fällt Ihnen jetzt bezüglich der Körpertemperatur auf?	
	Antwortet der Patient wärmer, sagen Sie:
Nun, das ist interessant. Die Temperatur in diesem Raum liegt bei 20 Grad. Die Temperatur in Ihrem Körper liegt bei 37 Grad. Wie soll ein Körper, der eine Temperatur von 37 Grad hat, in einem Raum mit einer Temperatur von 20 Grad wärmer werden? Das widerspricht den Gesetzen der Physik. Der Körper verfügt über ein Thermostat, das seine Temperatur bei 37 Grad hält. Sie verändert sich nicht. Allerdings kann sich die Temperatur der Haut stark verändern. Wenn wir Sorgen oder Angst haben, wird unsere Haut kühler. Wenn wir entsetzt sind, kann uns der kalte Schweiß ausbrechen. Wenn wir völlig entspannt sind, ist unsere Haut natürlich immer warm und trocken.	
	Antwortet der Patient kühler, sagen Sie:
Gut gemacht, Sie wissen also, dass die Körpertemperatur konstant bleibt.	
Wahrscheinlich wissen Sie auch, worauf die Ausdrücke ›Bleib cool‹ und ›Behalt einen kühlen Kopf‹ beruhen. Und nun sagen Sie mir – mir ist klar, dass das ein bisschen merkwürdig klingt:	*Bestätigung dessen, dass dies eine ungewöhnliche Frage ist*
Was sagt das Gehirn Ihnen darüber, was mit Größe und Form des Körpers passiert ist?	*Etwas hat sich verändert.*

Tranceinduktion	Kommentar
Ganz genau.	
Er fühlt sich größer [kleiner/behäbiger] an. Nun wird Ihnen vielleicht klar, was ich mit geschmolzenem Wachs gemeint habe.	*Anspielung auf die amnestische Schleife*
Korrigieren Sie mich, wenn ich falschliege. Aber Sie haben gerade Ihre Wahrnehmung von Größe, Form, Gewicht und Temperatur des Körpers verändert und sind unglaublich entspannt. Richtig? Nun, das ist erstaunlich, denn ich habe Sie nie aufgefordert, etwas davon zu verändern. Ich habe Ihnen vorhin eine Geschichte über zwei ungezogene Kinder mit einem Vergrößerungsglas erzählt, und dann habe ich Sie gebeten, nacheinander auf alle Teile DES Körpers zu fokussieren.	
Das Wort, das ich benutzt habe, war *Fokus*. Ich kann mich nicht erinnern, Sie gebeten zu haben, schwer [leicht, warm/kalt, groß/klein] zu werden.	*Fügen Sie hier alle Veränderungen der Körperwahrnehmung ein, über die der Patient berichtet hat.*
Wollen Sie vielleicht lernen, diesen erstaunlichen Zustand der Entspannung jederzeit in weniger als sechzig Sekunden zu reproduzieren? Darauf antworten alle Patienten mit ›Ja‹. Ich nehme an, wir wissen beide warum.	*Gemeinsames Wissen, mit einer freundlichen Stimme konstatiert*

Tranceinduktion	Kommentar
Ich werde Sie nun aus der Hypnose führen, um Ihnen die Selbsthypnose beizubringen. Ich werde einfach von 1 bis 10 zählen. Wenn ich die 8 erreiche, öffnen sich die Augen, ganz spontan und von selbst, und bei 10 erwachen Sie vollständig und sind wieder in der Wirklichkeit. Und falls es Sie interessieren sollte: Sie können verfolgen, was geschieht, wenn Sie VERSUCHEN, vor der Zahl 8 die Augen zu öffnen. 1, 2, 3, 4, 5, 6, 7, 8, die Augen öffnen sich, 9, 10.«	

Es gibt drei Möglichkeiten, wie der Patient reagieren kann:

1. *Patient öffnet die Augen.*
   »Ausgezeichnet, das zeigt, dass Sie die Kontrolle haben. Das sollten Sie wissen.«
2. *Patient gibt sich keine Mühe:*
   »Das ist in Ordnung. Sie brauchen es nicht zu versuchen.«
3. *Augen des Patienten öffnen sich nicht:*
   »Wahrscheinlich haben Sie gemeint, ich hätte gesagt, Sie würden die Augen nicht öffnen können. Ich habe aber nur gesagt, Sie sollten darauf achten, was passiert, wenn Sie versuchen, die Augen zu öffnen. ›Versuchen‹ ist für das Unbewusste gleichbedeutend mit ›versagen‹, wie ich schon erklärt hatte. Deshalb ist ein Misserfolg unvermeidlich, wenn Sie auf das Wort ›versuchen‹ hören.

Tranceinduktion	Kommentar
»Nun ein wenig Selbsthypnose. Nehmen Sie die Hände, und legen Sie die Handflächen zu einer typischen ›Gebetshaltung‹ zusammen. Verschränken Sie dann die Finger so, dass die Fingerspitzen die Knöchel der anderen Hand berühren. Strecken Sie anschließend die Zeigefinger so parallel wie eben möglich. Und dann schauen Sie auf den Raum zwischen den Fingern. Spüren Sie, wie die Finger durch die Macht des Unbewussten zusammengezogen werden. Wie Magnete zueinander hingezogen werden.	
	Gelegentlich wird jemand auf diese physiologische Tatsache zu sprechen kommen. In solchen Fällen antworte ich:
›Natürlich! Die Magnete zwischen Ihren Fingern sind nur eine Metapher. – Für diesen simplen physiologischen Prozess sind offensichtlich keine Magnete erforderlich.‹	*Dass in der Entgegnung das Wort ›offensichtlich‹ vorkommt, bedeutet, dass darüber keine weitere Diskussion erforderlich ist, womit jeder potenzielle Einwand von vornherein ausgeschlossen wird.*
Wenn sich die Finger berühren ..., dann schließen Sie DIE	*dissoziativ*
Augen. Atmen Sie tief, und treten Sie beim Ausatmen wieder in die Hypnose ein. Beachten Sie, wie gut sich das anfühlt.	*Vorannahme der Veränderung*
Und nun zählen Sie innerlich bis zehn; bei acht öffnen sich die Augen. Sehr gut!	*Zuschreibung, dass es sehr gut war.*

Tranceinduktion	Kommentar
	Die Finger müssen sich gemeinsam bewegen, weil – was die meisten Menschen nicht wissen – der Mittel- und Ringfinger eine gemeinsame Flexorsehne haben, die sich in der Handfläche befindet. Deshalb bringt Druck auf den einen Finger beide fast unvermeidlich zusammen, sofern man dagegen nicht bewusst Widerstand leistet. Das Fokussieren auf den Raum verursacht eine gewisse Dissoziation. Zwei Bereiche des sensorischen Kortex werden aktiviert, wenn die Finger einander berühren, die Augen schließen sich willentlich – wir gehen nach innen, tiefes Atmen aktiviert den Vagusnerv, und das langsame Atmen erzeugt eine parasympathische Dominanz.
Nun möchte ich beweisen, dass jede Hypnose Selbsthypnose ist. Deshalb möchte ich, dass Sie das wiederholen, was ich Ihnen gerade gezeigt habe. Ich werde währenddessen nichts sagen. Sehr gut! In der nächsten Sitzung werde ich Ihnen beibringen, wie Sie alle Ihre unerwünschten Trigger loswerden können.«	

4 Die zweite Hypnosesitzung: Die Vier-Finger-Technik – Transkript

Die Vier-Finger-Technik, so wie sie weiter unten beschrieben wird, ist eine sehr simple, aber schnell wirkende Hypnosemethode, die auf »hypnotischem Ankern« basiert. Sie kann auch sehr nützlich sein, wenn man ohne vorherige ritualisierte hypnotische Induktion in einen bestimmten mentalen Zustand eintreten möchte. Außerdem ist dies eine sehr vielfältig einsetzbare Technik, die nicht nur bei Angst, sondern auch bei vielen anderen Problemen von Nutzen sein kann.

Es fällt mir ehrlich gesagt schwer, mir ein Problem vorzustellen, bei dem die Fähigkeit, rasch unerwünschte Emotionen, Gedanken, physische Empfindungen und Vorstellungsbilder zu vertreiben und sie durch erwünschte Emotionen, Gedanken, physische Empfindungen und Vorstellungsbilder zu ersetzen, nicht nützlich sein könnte. Sie können diese Technik also bei allen Ihren Patienten nutzen.

Allerdings werden Sie sehen, dass dieses Verfahren nicht ohne wichtige Modifikationen benutzt werden sollte, wenn ein Patient bestimmte physische Probleme hat, beispielsweise nur eine Hand, wenn ihm Finger fehlen, seine Finger stark von Arthritis geplagt sind oder die Bewegungsfähigkeit seiner Finger durch andere Probleme eingeschränkt wird.

Und hier nun die Hypnosesitzung:

»Heute möchte ich Ihnen über etwas berichten, das vor einigen Jahren passiert ist.
Ich fuhr mit meiner Frau und meinen drei Töchtern nach Taupo.
Ich kenne diesen Weg ziemlich gut.
Wir waren gerade durch Waiouru gefahren und befanden uns auf der sogenannten Wüstenstraße.
Als ich einmal zufällig in den Rückspiegel schaute, sah ich, dass meine jüngste Tochter auf dem Rücksitz ein bisschen seltsam aussah.
Sie saß in der Mitte des Rücksitzes, und ihre Augen waren geschlossen, ihre Lippen vorgestülpt.

Ihre Finger tanzten in einer geraden Linie vor ihrer Brust vor und zurück.

Es sah sehr merkwürdig aus.

Also fragte ich sie: ›Was machst du da?‹

Sie antwortete: ›Ich übe mental auf der Blockflöte.‹

Aah! Die vorgestülpten Lippen und die tanzenden Finger ergaben nun einen Sinn.

Ich fragte sie: ›Welches Lied spielst du denn?‹

Sie antwortete: ›*My Heart Will Go On* – das Thema aus dem Film Titanic.‹

Ich sagte: ›Oh, das kenne ich. Wie klingt es?‹

Sie antwortete: ›Fantastisch!‹

Ihr fehlt es nicht an Selbstbewusstsein.

Dann fragte ich: ›Warum spielst du denn nicht richtig auf der Flöte?‹

Sie nimmt die Flöte überallhin mit.

Sie antwortete: ›Weil jedes Mal, wenn du über ein Schlagloch fährst, ein unpassender Ton entsteht.‹

Daraufhin sagte ich: ›Ich mache dir einen Vorschlag. Du spielst jetzt weiter im Kopf, und wenn wir in Taupo sind, spielst du mir das Stück auf der echten Blockflöte vor.‹

Sie antwortete: ›Klar, ich werde dir ein Konzert geben.‹

Ich fuhr weiter, und sie fuhr fort mit dem mentalen Üben. Ein paar Augenblicke später hörte ich plötzlich: ›Oooh.‹

Ich fragte: ›Was ist los?‹

Sie antwortete: ›Oh, mein Finger ist ausgerutscht, und ich habe einen falschen Ton erwischt.‹

Alle, die im Auto mitfuhren, lachten ... – ›habe einen falschen Ton erwischt‹ – Es war völlig still gewesen.

Aber dies war einer von jenen Augenblicken, in denen mir plötzlich aufging: ›Moment mal, *was* habe ich da gerade gesehen und gehört?‹

Sie spielte das Lied nicht in ihrem Kopf und bewegte die Finger dazu, denn der falsche Ton hatte sie überrascht.

Um einen falschen Ton hören zu können, der sie überraschte, musste sie die Information von ihren Fingern aufgenommen haben, um die Töne in ihrer Vorstellung hören zu können.

Eine bestimmte Fingerhaltung erzeugte bei ihr den Klang des Tons A, eine andere den Klang eines C usw.

Ist das verständlich?

Und wenn ihre Finger die Grifflöcher nicht richtig abdecken, hört sie einen ›schrägen‹ Ton, ein entsetzlich quietschendes Geräusch.

Und ich fragte mich: ›Wie könnte ich das für die Menschen nutzen, die zu mir kommen, auf dem großen schwarzen Sessel sitzen und alle möglichen Probleme haben?‹

Und während ich weiter auf der Wüstenstraße fuhr, brodelte es in meinem Geist, und als wir in Turangi ankamen, hatte ich einen Geistesblitz.

Ich hielt das Auto an und bat meine Frau, das Fahren zu übernehmen.

Und dann schrieb und schrieb und schrieb ich auf dem ganzen Weg entlang des Ufers des Lake Taupo, und was nun folgt, ist das, was dabei herausgekommen ist.

Ich möchte nun, dass Sie Folgendes tun. Ich möchte, dass Sie Ihren rechten Daumen gegen die Spitze des rechten Zeigefingers drücken.

Sehr gut so!

Nachdem Sie das nun getan haben, haben Sie Ihr Gehirn aktiviert.

Sie haben in Ihrer linken Hemisphäre den Teil des motorischen Kortex aktiviert, der für diese beiden Finger zuständig ist, und Sie haben sie zusammengeführt.

Und sie berühren einander.

Sie können spüren, dass sie sich berühren und <u>wo</u> sie einander berühren.

Und dieses Wahrnehmen der Berührung findet in einem anderen Bereich Ihrer linken Hemisphäre statt, der sensorischer Kortex genannt wird.

Ich möchte, dass Sie nun diese Kombination bestimmter Bereiche des motorischen und sensorischen Kortex mit einer Erinnerung assoziieren.

Ich möchte, dass Sie sich an ein Erlebnis liebevoller Zuwendung erinnern, ein Erlebnis des Liebens oder des Geliebtwerdens.

Dieses Erlebnis kann aus neuester Zeit stammen oder in ferner Vergangenheit liegen; und es kann banal sein oder tief reichen.

Wenn Sie sich an solch ein liebevolles Erlebnis erinnern, dann nicken Sie einfach.

Okay.

Nun wird dieses Erlebnis in Ihrem Geist eingeschlossen, so wie meine Tochter die Fingerhaltung für den Ton C in ihrem Geist einschloss.

Nun wird die Erinnerung des Zeigefingers, die Erinnerung an das Erlebnis der liebevollen Situation, in jenem vorderen Teil Ihres Gehirns gespeichert, der Frontallappen genannt wird.

Nehmen Sie nun den Daumen und pressen Sie ihn gegen den nächsten Finger.

Dies betrifft einen etwas anderen Teil des motorischen Kortex und auch einen etwas anderen Bereich des sensorischen Kortex.

Diesmal möchte ich, dass Sie sich an das Geräusch erinnern, das jemand erzeugt, der Ihnen ein Kompliment macht.

Hören Sie den Klang einer Stimme, die Ihnen ein Kompliment macht.

Die Stimme eines Menschen, der etwas Nettes über Sie sagt.

Und ich möchte, dass Sie es so hören, wie es gemeint war.

Wenn Sie diese Stimme hören, wenn Sie sich daran erinnern, dann nicken Sie einfach.

Okay.

Und diese Erinnerung wird an der Seite des Gehirns gespeichert, an einem Ort, der Parietallappen genannt wird.

Dann stellen Sie eine Verbindung zwischen dem motorischen Kortex, dem sensorischen Kortex und dem Parietallappen an der Seite des Gehirns her.

Nehmen Sie nun Ihren Daumen, und drücken Sie ihn gegen den nächsten Finger. So ist es gut!

Auch dies ist wieder ein etwas anderer motorischer und sensorischer Bereich.

Diesmal möchte ich, dass Sie sich an eine Situation erinnern, in der Sie etwas erlebt haben, das ich gesunde Müdigkeit nenne.

Vielleicht nach einer langen Wanderung?

Nach einem Tag, den Sie mit anstrengender Gartenarbeit und mit Holzhacken verbracht haben?

An dem Sie abends fix und fertig waren?

Einer Situation, in der Sie hundemüde waren.

Und Sie spüren das in Ihrem ganzen Körper.

Und wenn Sie sich an solch eine Situation erinnern, dann nicken Sie einfach.

Na bitte, das war leicht.

Diese Erinnerung wird unten im Gehirn gespeichert, im sogenannten Hirnstamm.

Drücken Sie nun den Daumen gegen den kleinen Finger. Diesmal möchte ich, dass Sie sich daran erinnern, etwas zu sehen, etwas, das ein schöner Anblick ist, etwas, das Sie gern anschauen.

Und wenn Sie sich dann daran erinnern können, etwas gesehen zu haben, das sehr schön, ein Augenschmaus war, dann nicken Sie einfach.

Okay.

Dies wird im rückwärtigen Teil des Gehirns gespeichert, im sogenannten Okzipitallappen.

Vielleicht wissen Sie ja, dass sich der visuelle Kortex im rückwärtigen Teil des Gehirns befindet.

Und lösen Sie die Finger.

Nehmen Sie nun den Daumen, drücken Sie ihn gegen den Zeigefinger, und erleben Sie erneut liebevolle Zuwendung.

Sie brauchen dies nur ein paarmal zu tun, um die Botschaft zu verstärken und fest zu verankern.

Und nehmen Sie dann den Daumen und drücken ihn erneut gegen den nächsten Finger. Sie können nun das Kompliment hören; und nicken Sie einfach, wenn Sie es hören.

Ja.

Nehmen Sie den Daumen und drücken ihn gegen den nächsten Finger; Sie können dann Ihren ganzen Körper spüren und fühlen sich hundemüde.

Ganz genau!

Und dann berühren Sie den kleinen Finger.

Das Bild visueller Schönheit taucht vor Ihnen auf.

Lösen Sie die Finger nun wieder.

Diese Einstellungen und Signale sind jetzt noch nicht völlig fest. Sie können sie noch verändern und durch andere ersetzen, die Ihnen besser gefallen.

Sie können die Signale in Hypnose üben.

Sie können sie auch außerhalb von Hypnose initiieren.

Nach meinen Erfahrungen sind bei Nervosität wegen etwas wie dem Sprechen in der Öffentlichkeit noch andere Aspekte im Spiel.

Damit ist nicht nur ein unangenehmes Gefühl verbunden, sondern es gibt dabei auch einen negativen inneren Kommentar: ›Oh mein Gott, das wird entsetzlich. Um Himmels willen, sieh doch, wer da alles sitzt. Und sieh dir an, wie viele Menschen es sind.‹

Außerdem besteht eine mentale Müdigkeit. Alles wirkt vermasselt und völlig verkrampft.

Und alle möglichen unangenehmen Bilder können auftauchen – vom Sichherauswinden bis zum Schwatzen und dergleichen mehr.

Deshalb werden Sie lernen, Ihre Hausaufgaben zu machen und Ihre Möglichkeiten zu nutzen.

Wenn Sie dies ein paarmal in Hypnose und außerhalb von Hypnose getan haben, können Sie einfach die Finger gegeneinander drücken, um in Ihrem Gehirn, im Frontallappen, augenblicklich zuerst ein liebevolles Erlebnis zu spüren, dann ein Kompliment zu hören, dann eine gesunde Müdigkeit zu empfinden und schließlich einen schönen Anblick zu genießen.

Sie können diese Dinge buchstäblich an Ihren Fingerspitzen abrufen, ebenso wie Sie mit den Zeigefingern der beiden Hände einen Zustand der Hypnose erzeugen können.

Und Sie werden dies als recht interessant empfinden und als noch einfacher als das, was wir in der vorigen Sitzung getan haben.

Ist das für Sie verständlich?

Nun hat jeder Finger einen oberen, einen mittleren und einen unteren Teil, und wenn Sie wollen, können Sie einen Finger mit drei Erinnerungen aufladen: einer für den oberen Teil, einer für den mittleren und einer für den unteren Teil.

Sie können also in einem Finger drei Erinnerungen an ein liebevolles Erlebnis speichern.

Und im nächsten Finger drei Komplimente, im nächsten drei Erlebnisse gesunder Müdigkeit und im nächsten drei Dinge, die schön anzuschauen sind.

Auf diese Weise können Sie für alle vier Quadranten der linken Hirnhälfte zwölf Erinnerungen speichern, zu denen Sie Zugang haben, wenn Sie zwei Ihrer Finger einander berühren lassen.

Nun bezieht sich Angst immer auf die Zukunft.

Wir entwickeln nur Angst, wenn es um die Zukunft geht. Nicht wegen gestern oder voriger Woche.

Und weil wir die Zukunft nicht kennen und keine Erinnerung an sie haben, erzeugen wir Angst, indem wir uns die Zukunft vorstellen.

Nun hat die Vorstellung ihren Platz in der rechten Gehirnhälfte.

Und wie Sie wahrscheinlich wissen, ist die rechte Gehirnhälfte auch für die Steuerung der linken Hand zuständig.

Nun, mit der linken Hand können Sie das gleiche Konzept nutzen und den Daumen die Finger berühren lassen, aber noch besser ist es, den linken Zeigefinger mit einer *zukünftigen* Erinnerung an ein Erlebnis liebevoller Zuwendung zu verbinden.

Sie müssen solch eine Erinnerung erfinden; das Geschehen hat sich noch nicht ereignet. Sie müssen also Ihre Kreativität, Ihre Imagination nutzen, um sich ein zukünftiges liebevolles Szenario vorzustellen.

Vielleicht einen romantischen Urlaub im nächsten Sommer.

Dann berühren Sie den nächsten Finger und hören ein Kompliment, das Ihnen wahrscheinlich jemand nächstes Jahr oder in zehn Jahren macht.

Vielleicht wenn Sie einen Preis gewinnen.

Drücken Sie dann gegen den nächsten Finger, und erinnern Sie sich an eine Situation, in der Sie rechtschaffen müde waren, beispielsweise als Sie auf Hawaii, wo Sie einen wundervollen Urlaub verbringen, gerade den Gipfel dieses hohen Berges erreicht haben.

Dann folgt eine Situation, in der Sie einen Sonnenuntergang in der Karibik erleben und diesen wunderschönen Anblick mit einem geliebten Menschen genießen – auf einer Jacht, die Sie mit einem Lotterielos gewonnen haben.

Sie können sich alle diese Dinge ausdenken, und wenn Sie sie speichern, obwohl sie in der Realität nicht existieren, werden sie in den gleichen Bereichen des Gehirns wie falsche Erinnerungen gespeichert, und Sie können Sie jederzeit abrufen.

Sie können somit bis zu zwölf Erinnerungen an jeder Hand speichern. Das sind insgesamt 24. Und mit 24 Tönen können Sie schon unglaublich viele Songs spielen; Sie können sowohl einfach 1, 2, 3 und 4 oder 5, 6, 7 und 8 kombinieren.

Sie können aber auch 3, 11, 19 und 21 nehmen.

Sie haben die verschiedensten Möglichkeiten. Sie können sie in der regulären Reihenfolge aktivieren, Sie können aber auch die eine oder andere Erinnerung ein wenig bevorzugen.

Wenn Sie sich ungeliebt fühlen, dann kümmern Sie sich ein wenig mehr um Erinnerungen an liebevolle Erlebnisse. Und wenn bei Ihnen negative Kommentare überhandnehmen, dann geben Sie sich viel positives Feedback.

Ich habe dies einmal einem Mann beigebracht, der eine Woche später wieder zu mir kam und sagte: ›Doc, wenn man die linke Hand gegen die Vorder- und Rückseite der rechten Hand und umgekehrt drückt, kann man die Zahl der Erinnerungen vervierfachen. Das ergibt 196 Stück.

Man kann auch jedem Daumen zwei Erinnerungen zuordnen; das sind noch einmal 4; und damit ist man bei 200.‹

Wahrscheinlich wird es Sie nicht überraschen zu hören, dass dieser Mann unter einer Zwangsstörung litt.

Es ist sehr einfach. Sie können lernen, den Zugang zu verschiedenen Dingen zu erschließen. Sie können sich beispielsweise für Ihre Gedanken entscheiden.

Und dann können wir fünf Sekunden für jeden Finger aufwenden – sagen wir vier Finger an der einen Hand und vier Finger an der anderen.

Das sind acht Finger in fünf Sekunden.

Ergibt 40 Sekunden.

Sie erschließen so die linke Vorderseite des Gehirns, die linke Seite des Gehirns, die linke Basis des Gehirns, die linke Rückseite des Gehirns.

Dann die rechte Vorderseite des Gehirns, die rechte Seite des Gehirns, die rechte Basis des Gehirns, die rechte Rückseite des Gehirns.

Vier wundervolle Dinge aus der Vergangenheit, vier wunderschöne Dinge aus der Zukunft, und all dem steht *eine* unangenehme Sache in der Gegenwart entgegen.

All die unangenehmen Gedanken, die Ihnen in den Sinn kommen, stammen gewöhnlich aus diesen Zentren.

Wir werden die Verbindung herstellen, wir werden sie vorprogrammieren, eine manuelle Überbrückung herstellen – buchstäblich ›manuell‹, weil es mit der Hand (lat.: *manus*) geschieht.

Eine manuelle Überbrückung für jede Form von automatischem negativem Denken – kein Wunder, dass ich begeistert war und beim Schreiben nicht mehr zu bremsen.

Als ich Taupo erreichte, hatte ich untersucht, was alle wichtigen Komponenten des Gehirns tun, und mir war klar geworden, dass man sie bewusst erschließen kann.

Ich weiß nicht, ob Sie einmal gelernt haben, ein Musikinstrument zu spielen – haben Sie?

Wenn Sie es getan hätten, wäre das, worauf ich hinauswill, für Sie sonnenklar.

Falls Sie schon einmal jemanden ein Musikinstrument haben spielen sehen – es ist erstaunlich, die Finger solcher Menschen scheinen ein Eigenleben zu haben; sie brauchen nicht innezuhalten und zu denken: ›Wo muss ich meine Finger hinsetzen, um den nächsten Ton zu spielen?‹ Die Finger scheinen das automatisch richtig zu machen, wirklich erstaunlich.

Aber wenn Sie kein Musikinstrument zu spielen gelernt haben, kann ich Ihnen versichern: Das, worum es hier geht, ist viel leichter zu erlernen, als auf einem Klavier oder einer Blockflöte zu spielen, denn bei einer Blockflöte beispielsweise muss man die Finger in eine bestimmte Haltung bringen, um etwa den Ton C erzeugen zu können.

Mit den Fingern spielen zu lernen ist viel leichter.

Vor einiger Zeit bin ich mit meiner Frau nach Amerika geflogen. Ich saß am Fenster, sie in der Mitte, und ein Mann, den wir nicht kannten, saß am Gang.

Sein Tabletthalter war noch vom Essen heruntergeklappt, und es sah aus, als würde er ein wenig geistesabwesend mit den Fingern auf den Klapptisch klopfen.

Dann gab meine Frau mir einen von diesen Stupsern, die Sie wahrscheinlich auch selbst kennen: ›Sieh nur!‹

Ich schaute zu dem Mann hin, und dieser hörte kurz danach auf.

Sie sagte: ›Das war fantastisch!‹

Er errötete.

Ich sagte: ›Worüber redest du da?‹

Sie antwortete: ›Hast du das denn nicht gehört?‹

Ich erwiderte: ›Was denn?‹

Sie sagte: ›Die Mondscheinsonate.‹

Ich entgegnete: ›Wie bitte?‹

Sie sagte: ›Er hat die Mondscheinsonate gespielt. Es war wunderschön.‹

Der Mann sagte: ›Ich reise nach Los Angeles, um dort am Konservatorium an der Aufnahmeprüfung teilzunehmen.‹

Sie sagte: ›Also, wenn Sie dort so wie jetzt spielen, wird man Sie sicher annehmen.‹

Dann fiel mir ein, dass meine Frau eine gute Pianistin ist und unser Sitznachbar dies ebenfalls sein musste. Sie hörte die Musik, während sie die Finger des Mannes im Auge behielt.

Sie hörte nicht nur die Musik, sondern ihr war erstaunlicherweise auch klar, wie gut er spielte.

Sie konnte sehen, wie er seine Finger auf die ›Tasten‹ setzte, ob er das sanft oder fest tat, und sie hörte den entsprechenden Klang.

Und dann sagte sie: ›Mein Gott, Sie sind ein wundervoller Pianist.‹

Er antwortete: ›Ich habe gerade in Wellington einen wichtigen Preis gewonnen.‹

Sie hatte recht.

Es war faszinierend.

Die eigenen Finger hat man immer bei sich. Sie können Ihre Hände hinter den Rücken halten, sie in die Taschen stecken, sie seitlich vom Körper halten, was immer Sie wollen.

Sie können die Finger einfach nur berühren, Sie können unerwünschte Gedanken durch Gedanken Ihrer Wahl ersetzen.

Und in einem gewissen Sinne wissen wir dies alle.

Ich möchte wetten, dass auch Ihnen manchmal ein Werbesong durch den Kopf geht, den Sie nicht hören wollen.

Wenn Sie den Song vertreiben wollen, indem Sie ›Geh weg!‹ sagen, führt das zu nichts.

Um einen Werbesong aus Ihrem Kopf zu vertreiben, müssen Sie an einen anderen Werbesong denken.

Überdecken Sie den ersten Song mit dem zweiten, indem Sie diesen im gleichen Gehirnbereich abspeichern, wobei Sie das Geschehen diesmal selbst bestimmen.

So können Sie den ersten Song vertreiben.

Ich hoffe, Sie können sich mittlerweile vorstellen, wie sich diese Methode auf Ihre persönliche Situation übertragen lässt.

Stellen Sie sicher, dass Ihnen mindestens vier Erinnerungen an jeder Hand zur Verfügung stehen – vier aus der Vergangenheit und vier aus der Zukunft.

Bezüglich meiner eigenen Erinnerungen habe ich ein ziemlich komplexes System entwickelt.

Die Handinnenfläche ist bei mir für die jüngere Vergangenheit zuständig, der Handrücken für die fernere Vergangenheit.

Die Handinnenfläche der anderen (linken) Hand steht für die nähere Zukunft, der Handrücken dieser Hand für die Zeit, wenn ich Großvater geworden bin.

Ich habe momentan noch keine Enkel, und vielleicht werde ich auch nie welche haben, aber ich habe ein ganzes Szenario für Dinge entwickelt, derentwegen ich Komplimente erhalten werde, weil ich so ein fabelhafter Großvater sein werde.

Und wann immer ich über etwas nachdenken will, berühre ich im Grunde nur einen bestimmten Finger, und der Gedanke ist da.

Aber nun können Sie sich zunächst einmal wieder auf die Gegenwart hin orientieren, im Geiste bis zehn zählen und bei acht zulassen, dass sich Ihre Augen öffnen.

Üben Sie diese Technik in Hypnose, und benutzen Sie sie später, wann immer Sie wollen, auch außerhalb des hypnotischen Zustandes.«

5 Mikroanalyse der zweiten Hypnosesitzung

Tranceinduktion	Kommentar
»Heute möchte ich Ihnen über etwas berichten, das vor einigen Jahren passiert ist.	*Die erste Zeile ist im typischen Geschichtenerzählstil formuliert; ... Es war einmal ...*
Ich fuhr mit meiner Frau und meinen drei Töchtern nach Taupo.	*Die Szenerie für eine Reise an einen typischen Urlaubsort wird beschrieben.*
Ich kenne diesen Weg ziemlich gut.	*Die meisten Zuhörer aus Neuseeland – und die meisten meiner Patienten leben in Wellington – werden an dieser Stelle automatisch denken: ›Ich auch‹. Die Straße nach Taupo ist die wichtigste Autobahnverbindung zwischen Wellington, der Hauptstadt Neuseelands, und Auckland, der größten Stadt des Landes.*
Wir waren gerade durch Waiouru gefahren und befanden uns auf der sogenannten Wüstenstraße.	*Eine noch genauere Beschreibung der Szenerie, damit Ortsansässige sich diese vorstellen können.*
Als ich einmal zufällig in den Rückspiegel schaute, sah ich, dass meine jüngste Tochter auf dem Rücksitz ein bisschen seltsam aussah.	*Ungewöhnliches Wort, nicht spezifisch, erfordert eine Klärung dessen, was ›seltsam‹ hier bedeuten könnte.*
Sie saß in der Mitte des Rücksitzes, und Ihre Augen waren geschlossen, ihre Lippen waren vorgestülpt. Ihre Finger tanzten in einer geraden Linie vor ihrer Brust vor und zurück.	*Damit ist ›sah ein bisschen seltsam aus‹ etwas genauer spezifiziert.*
Es sah sehr merkwürdig aus.	*Dadurch wird der Effekt von ›sah ein bisschen seltsam aus‹ verstärkt.* *Nun folgt ein ›Ich sagte‹-›Sie sagte‹-Abschnitt.*
Also fragte ich sie: ›Was machst du da?‹	
Sie antwortete: ›Ich übe mental auf der Blockflöte.‹	

Tranceinduktion	Kommentar
Aah! Die vorgestülpten Lippen und die tanzenden Finger ergaben nun einen Sinn.	
Ich fragte sie: ›Welches Lied spielst du denn?‹	
Sie antwortete: My Heart Will Go On – das Thema aus dem Film Titanic.‹	
Ich sagte: ›Oh, das kenne ich. Wie klingt es?‹	
Sie antwortete: ›Fantastisch!‹	
Ihr fehlt es nicht an Selbstbewusstsein.	*Diese knappe, leicht satirische Feststellung verstärkt in der Regel den Rapport zwischen Therapeut und Patient. Der Zuhörer pflichtet dem Sprecher hinsichtlich der Meinung bei, dass es jemandem, der ›fantastisch‹ sagt, nicht an Selbstbewusstsein fehlen kann. Außerdem wird dadurch die Überzeugung des Zuhörers verstärkt, dass sie eine erfahrene Blockflötistin ist.*
Dann fragte ich: ›Warum spielst du denn nicht richtig auf der Flöte?‹	
Sie nimmt die Flöte überallhin mit.	*eine passionierte Musikerin*
Sie antwortete: ›Weil jedes Mal, wenn du über ein Schlagloch fährst, ein unpassender Ton entsteht.	*Ein plausibles Argument!*
Daraufhin sagte ich: ›Ich mache dir einen Vorschlag. Du spielst jetzt weiter im Kopf, und wenn wir in Taupo sind, spielst du mir das Stück auf der echten Blockflöte vor.‹	
Sie antwortete: ›Klar, ich werde dir ein Konzert geben.‹	*Sie muss gut sein.*
Ich fuhr weiter, und sie fuhr fort mit dem mentalen Üben. Ein paar Augenblicke später hörte ich plötzlich: ›Oooh.‹	

Tranceinduktion	Kommentar
Ich fragte: ›Was ist los?‹	
Sie antwortete: ›Oh, mein Finger ist ausgerutscht, und ich habe einen falschen Ton erwischt.‹	
Alle, die im Auto mitfuhren, lachten … – ›habe einen falschen Ton erwischt‹ – Es war völlig still gewesen.	
Aber dies war einer von jenen Augenblicken, in denen mir plötzlich aufging: ›Moment mal, was habe ich da gerade gesehen und gehört?‹	*inspirierende Erkenntnis*
Sie spielte das Lied nicht in ihrem Kopf und bewegte die Finger dazu, denn der falsche Ton hatte sie überrascht. Um einen falschen Ton hören zu können, der sie überraschte, musste sie die Information von ihren Fingern aufgenommen haben, um die Töne in ihrer Vorstellung hören zu können. Eine bestimmte Fingerhaltung erzeugte bei ihr den Klang des Tons A, eine andere den Klang eines C usw. Ist das verständlich?	*Vergewisserung, ob der Sachverhalt verstanden wird.*
Und wenn ihre Finger die Grifflöcher nicht richtig abdecken, hört sie einen ›schrägen‹ Ton, ein entsetzlich quietschendes Geräusch.	
Und ich fragte mich: ›Wie könnte ich das für die Menschen nutzen, die zu mir kommen, auf dem großen schwarzen Sessel sitzen und alle möglichen Probleme haben?‹	
Und während ich weiter auf der Wüstenstraße fuhr, brodelte es in meinem Geist, und als wir in Turangi ankamen,	*Ortsansässige wissen, dass dies die nächste Stadt ist.*
hatte ich einen Geistesblitz.	

Tranceinduktion	Kommentar
Ich hielt das Auto an und bat meine Frau, das Fahren zu übernehmen.	
Und dann schrieb und schrieb und schrieb ich auf dem ganzen Weg entlang des Ufers des Lake Taupo, und was nun folgt, ist das, was dabei herausgekommen ist.	*Kreativität*
Ich möchte nun, dass Sie Folgendes tun:	*direkte Suggestion*
Ich möchte, dass Sie Ihren rechten Daumen gegen die Spitze DES	*dissoziatives ›des‹*
rechten Zeigefingers drücken.	
Sehr gut so!	*Gratulation*
Nachdem Sie das nun	*Gegenwart*
getan haben,	*bezieht sich auf die unmittelbare Vergangenheit*
haben Sie Ihr Gehirn aktiviert.	*dies bringt eine wesentlich stärkere Aktivität zum Ausdruck als nur ›benutzt‹;* *Truismus*
	Ja-Folge
Sie haben in Ihrer linken Hemisphäre den Teil des motorischen Kortex aktiviert, der für diese beiden Finger zuständig ist,	*Ja*
und Sie haben sie zusammengeführt.	*Ja*
Und sie berühren einander.	*Ja*
Sie können spüren, dass sie sich berühren, *wo* sie einander berühren.	*Ja*
Und dieses Wahrnehmen der Berührung findet in einem anderen Bereich Ihrer linken Hemisphäre statt, der sensorischer Kortex genannt wird.	*Ja*

Tranceinduktion	Kommentar
Ich möchte, dass Sie nun diese Kombination bestimmter Bereiche des motorischen und sensorischen Kortex mit einer Erinnerung assoziieren.	*nützliche Suggestion*
Ich möchte, dass Sie sich an ein Erlebnis liebevoller Zuwendung erinnern, ein Erlebnis des Liebens oder des Geliebtwerdens. Dieses Erlebnis kann aus neuester Zeit stammen oder in ferner Vergangenheit liegen; und es kann banal sein oder tief reichen.	*Einbinden vergleichbarer Optionen*
Wenn	*Vorannahme*
Sie sich an solch ein liebevolles Erlebnis erinnern, dann nicken Sie einfach.	
Okay.	
Nun wird dieses Erlebnis in Ihrem Geist eingeschlossen, so wie meine Tochter die Fingerhaltung für den Ton C in ihrem Geist einschloss.	
Nun wird die Erinnerung des Zeigefingers, die Erinnerung an das Erlebnis der liebevollen Situation, in jenem vorderen Teil Ihres Gehirns gespeichert, der Frontallappen genannt wird.	
Nehmen Sie nun den Daumen und pressen Sie ihn gegen den nächsten Finger. Dies betrifft einen etwas anderen Teil des motorischen Kortex und auch einen etwas anderen Bereich des sensorischen Kortex.	*Truismus*
Diesmal möchte ich, dass Sie sich an das Geräusch erinnern, das jemand erzeugt, der Ihnen ein Kompliment macht. Hören Sie den Klang einer Stimme, die Ihnen ein Kompliment macht.	*auditive Erinnerung*

Tranceinduktion	Kommentar
Die Stimme eines Menschen, der etwas Nettes über Sie sagt. Und ich möchte, dass Sie es so hören, wie es gemeint war.	*Zueigenmachen der Perspektive desjenigen, der das Kompliment ausspricht*
Wenn Sie diese Stimme hören, wenn Sie sich daran erinnern, dann nicken Sie einfach.	*Das ist leicht.*
Okay.	*gut gemacht*
Und diese Erinnerung wird an der Seite des Gehirns gespeichert, an einem Ort, der Parietallappen genannt wird. Dann stellen Sie eine Verbindung zwischen dem motorischen Kortex, dem sensorischen Kortex und dem Parietallappen an der Seite des Gehirns her.	*wissenschaftliche Validität*
Nehmen Sie nun Ihren Daumen, und drücken Sie ihn gegen den nächsten Finger. So ist es gut!	*Lob*
Auch dies ist wieder ein etwas anderer motorischer und sensorischer Bereich. Diesmal möchte ich, dass Sie sich an eine Situation erinnern,	*Altersregression*
in der Sie etwas erlebt haben, das ich gesunde Müdigkeit	*also nicht Erschöpfung*
nenne. Vielleicht nach einer langen Wanderung? Nach einem Tag, den Sie mit anstrengender Gartenarbeit und mit Holzhacken verbracht haben? An dem Sie abends fix und fertig waren?	*sehr gesund, gut gemacht*
Einer Situation, in der Sie hundemüde waren. Und Sie spüren das in Ihrem ganzen Körper.	*Suggestion*
Und wenn Sie sich an solch eine Situation erinnern, dann nicken Sie einfach.	
Na bitte, das war leicht.	*ein weiteres Lob*

Tranceinduktion	Kommentar
Diese Erinnerung wird unten im Gehirn gespeichert, im sogenannten Hirnstamm.	
Drücken Sie nun den Daumen gegen den kleinen Finger. Diesmal möchte ich, dass Sie sich daran erinnern, etwas zu sehen, etwas, das ein schöner Anblick ist, etwas, das Sie gern anschauen. Und wenn Sie sich dann daran erinnern können, etwas gesehen zu haben, das sehr schön, ein Augenschmaus war, dann nicken Sie einfach.	
Okay.	*gut gemacht*
Dies wird im rückwärtigen Teil des Gehirns gespeichert, im sogenannten Okzipitallappen.	*wissenschaftliche Validität*
Vielleicht wissen Sie ja,	*vielleicht auch nicht*
dass sich der visuelle Kortex im rückwärtigen Teil des Gehirns befindet. Und lösen Sie die Finger.	
Nehmen Sie nun den Daumen, drücken Sie ihn gegen den Zeigefinger, und erleben Sie erneut liebevolle Zuwendung.	*Altersregression*
Sie brauchen dies nur ein paarmal zu tun, um die Botschaft zu verstärken und fest zu verankern.	*posthypnotische Suggestion für Dauerhaftigkeit*
Und nehmen Sie dann den Daumen und drücken ihn erneut gegen den nächsten Finger. Sie können nun das Kompliment hören; und nicken Sie einfach, wenn Sie es hören.	*Annahme*
Ja.	*Lob*
Nehmen Sie den Daumen und drücken ihn gegen den nächsten Finger; Sie können dann Ihren ganzen Körper spüren und fühlen sich hundemüde.	

Tranceinduktion	Kommentar
Ganz genau!	*Lob*
Und dann berühren Sie den kleinen Finger.	
Das Bild visueller Schönheit taucht vor Ihnen auf.	
Lösen Sie die Finger nun wieder.	
Diese Einstellungen und Signale sind jetzt noch nicht völlig fest. Sie können sie noch verändern und durch andere ersetzen, die Ihnen besser gefallen. Sie können die Signale in Hypnose üben. Sie können sie auch außerhalb von Hypnose initiieren.	
Nach meinen Erfahrungen	*das kann beim Zuhörer anders sein*
sind bei Nervosität	*einer schwächeren Form von Angst*
wegen etwas wie dem Sprechen in der Öffentlichkeit noch andere Aspekte im Spiel. Damit ist nicht nur ein unangenehmes Gefühl verbunden, sondern es gibt dabei auch einen negativen inneren Kommentar: ›Oh mein Gott, das wird entsetzlich. Um Himmels willen, sieh doch, wer da alles sitzt. Und sieh dir an, wie viele Menschen es sind.‹	
Außerdem besteht eine mentale Müdigkeit. Alles wirkt vermasselt und völlig verkrampft. Und alle möglichen unangenehmen Bilder können auftauchen – vom Sichherauswinden bis zum Schwatzen und dergleichen mehr.	
Deshalb werden Sie lernen,	*Vorannahme*
Ihre Hausaufgaben zu machen und Ihre Möglichkeiten zu nutzen.	*zwei Metaphern*

Tranceinduktion	Kommentar
Wenn Sie dies ein paarmal in Hypnose und außerhalb von Hypnose getan haben, können Sie einfach die Finger gegeneinander drücken, um in Ihrem Gehirn, im Frontallappen, augenblicklich zuerst ein liebevolles Erlebnis zu spüren, dann ein Kompliment zu hören, dann eine gesunde Müdigkeit zu empfinden und schließlich einen schönen Anblick zu genießen.	
Sie können diese Dinge buchstäblich an Ihren Fingerspitzen abrufen,	*Truismus*
ebenso wie Sie mit den Zeigefingern der beiden Hände einen Zustand der Hypnose erzeugen können. Und Sie werden dies als recht interessant empfinden und als noch einfacher als das, was wir in der vorigen Sitzung getan haben.	*Suggerieren von ›interessant‹ und ›einfach‹*
Ist das für Sie verständlich?	*Überprüfen, ob dies der Fall ist.*
Nun hat jeder Finger einen oberen, einen mittleren und einen unteren Teil,	*Ja*
und wenn Sie wollen, können Sie einen Finger mit drei Erinnerungen aufladen:	*Ja*
einer für den oberen Teil,	*Ja*
einer für den mittleren	*Ja*
und einer für den unteren Teil.	*Ja*
Sie können also in einem Finger drei Erinnerungen an ein liebevolles Erlebnis speichern.	*Ja*
Und im nächsten Finger drei Komplimente, im nächsten drei Erlebnisse gesunder Müdigkeit und im nächsten drei Dinge, die schön anzuschauen sind.	

Tranceinduktion	Kommentar
Auf diese Weise können Sie für alle vier Quadranten der linken Hirnhälfte zwölf Erinnerungen speichern, zu denen Sie Zugang haben, wenn Sie zwei Ihrer Finger einander berühren lassen.	
Nun bezieht sich Angst immer auf die Zukunft. Wir entwickeln nur Angst, wenn es um die Zukunft geht. Nicht wegen gestern oder voriger Woche. Und weil wir die Zukunft nicht kennen und keine Erinnerung an sie haben, erzeugen wir Angst, indem wir uns die Zukunft vorstellen.	*Truismus*
Nun hat die Vorstellung ihren Platz in der rechten Gehirnhälfte.	
Und wie Sie wahrscheinlich wissen, ist die rechte Gehirnhälfte auch für die Steuerung der linken Hand zuständig.	
Nun, mit der linken Hand können Sie das gleiche Konzept nutzen und den Daumen die Finger berühren lassen, aber noch besser ist es, den linken Zeigefinger mit einer *zukünftigen* Erinnerung an ein Erlebnis liebevoller Zuwendung zu verbinden.	*Eine Zukunftserinnerung ist eine falsche Erinnerung*
Sie müssen solch eine Erinnerung erfinden; das Geschehen hat sich noch nicht ereignet. Sie müssen also Ihre Kreativität, Ihre Imagination nutzen, um sich ein zukünftiges liebevolles Szenario vorzustellen.	*eine positive falsche Erinnerung an die Zukunft*
Vielleicht einen romantischen Urlaub im nächsten Sommer.	
Dann berühren Sie den nächsten Finger und hören ein Kompliment, das Ihnen wahrscheinlich jemand nächstes Jahr oder in zehn Jahren macht.	

Tranceinduktion	Kommentar
Vielleicht wenn Sie einen Preis gewinnen.	*›Sie werden erfolgreich sein‹ – Stärkung des Ich*
Drücken Sie dann gegen den nächsten Finger und erinnern Sie sich an eine Situation, in der Sie rechtschaffen müde waren, beispielsweise als Sie auf Hawaii, wo Sie einen wundervollen Urlaub verbringen, gerade den Gipfel dieses hohen Berges erreicht haben.	*kinästhetische und visuelle Halluzination*
Dann folgt eine Situation, in der Sie einen Sonnenuntergang in der Karibik erleben und diesen wunderschönen Anblick mit einem geliebten Menschen genießen – auf einer Jacht, die Sie mit einem Lotterielos gewonnen haben.	*Visualisation*
Sie können sich alle diese Dinge ausdenken, und wenn Sie sie speichern, obwohl sie in der Realität nicht existieren, werden sie in den gleichen Bereichen des Gehirns wie falsche Erinnerungen gespeichert, und Sie können Sie jederzeit abrufen.	*Annahme*
Sie können somit bis zu zwölf Erinnerungen an jeder Hand speichern. Das sind insgesamt 24. Und mit 24 Tönen können Sie schon unglaublich viele Songs spielen; Sie können sowohl einfach 1, 2, 3 und 4 oder 5, 6, 7 und 8 kombinieren. Sie können aber auch 3, 11, 19 und 21 nehmen. Sie haben die verschiedensten Möglichkeiten. Sie können sie in der regulären Reihenfolge aktivieren, Sie können aber auch die eine oder andere Erinnerung ein wenig bevorzugen.	

Tranceinduktion	Kommentar
Wenn Sie sich ungeliebt fühlen, dann kümmern Sie sich ein wenig mehr um Erinnerungen an liebevolle Erlebnisse. Und wenn bei Ihnen negative Kommentare überhandnehmen, dann geben Sie sich viel positives Feedback	*Flexibilität*
Ich habe dies einmal einem Mann beigebracht, der eine Woche später wieder zu mir kam und sagte: ›Doc, wenn man die linke Hand gegen die Vorder- und Rückseite der rechten Hand und umgekehrt drückt, kann man die Zahl der Erinnerungen vervierfachen. Das ergibt 196 Stück.	
Man kann auch jedem Daumen zwei Erinnerungen zuordnen; das sind noch einmal 4; und damit ist man bei 200.‹	
Wahrscheinlich wird es Sie nicht überraschen zu hören, dass dieser Mann unter einer Zwangsstörung litt.	*Sanfter Humor*
Es ist sehr einfach. Sie können lernen, den Zugang zu verschiedenen Dingen zu erschließen. Sie können sich beispielsweise für Ihre Gedanken entscheiden.	
Und dann können wir fünf Sekunden für jeden Finger aufwenden – sagen wir vier Finger an der einen Hand und vier Finger an der anderen. Das sind acht Finger in fünf Sekunden. Ergibt 40 Sekunden.	*Truismus*
Sie erschließen so die linke Vorderseite des Gehirns, die linke Seite des Gehirns, die linke Basis des Gehirns, die linke Rückseite des Gehirns.	*wie ein Truismus gesprochen*

Tranceinduktion	Kommentar
Vier wundervolle Dinge aus der Vergangenheit, vier wunderschöne Dinge aus der Zukunft, und all dem steht eine unangenehme Sache in der Gegenwart entgegen. All die unangenehmen Gedanken, die Ihnen in den Sinn kommen, stammen gewöhnlich aus diesen Zentren.	
Wir werden die Verbindung herstellen, wir werden sie vorprogrammieren, eine manuelle Überbrückung herstellen – buchstäblich ›manuell‹, weil es mit der Hand (lat.: *manus*) geschieht. Eine manuelle Überbrückung für jede Form von automatischem negativem Denken – kein Wunder, dass ich begeistert war und beim Schreiben nicht mehr zu bremsen.	
Als ich Taupo erreichte, hatte ich untersucht, was alle wichtigen Komponenten des Gehirns tun, und mir war klar geworden, dass man sie bewusst erschließen kann.	
Ich weiß nicht, ob Sie einmal gelernt haben, ein Musikinstrument zu spielen – haben Sie?	*Die nächsten Sätze sind Ausschmückungen im Sinne der Technik des Geschichtenerzählens.*
Wenn Sie es getan hätten, wäre das, worauf ich hinauswill, für Sie sonnenklar.	

Tranceinduktion	Kommentar
Falls Sie schon einmal jemanden ein Musikinstrument haben spielen sehen – es ist erstaunlich, die Finger solcher Menschen scheinen ein Eigenleben zu haben; sie brauchen nicht innezuhalten und zu denken: ›Wo muss ich meine Finger hinsetzen, um den nächsten Ton zu spielen?‹ Die Finger scheinen das automatisch richtig zu machen, wirklich erstaunlich.	
Aber wenn Sie kein Musikinstrument zu spielen gelernt haben, kann ich Ihnen versichern: Das, worum es hier geht, ist viel leichter zu erlernen, als auf einem Klavier oder einer Blockflöte zu spielen, denn bei einer Blockflöte beispielsweise muss man die Finger in eine bestimmte Haltung bringen, um etwa den Ton C erzeugen zu können. Mit den Fingern spielen zu lernen ist viel leichter.	
Vor einiger Zeit bin ich mit meiner Frau nach Amerika geflogen. Ich saß am Fenster, sie in der Mitte, und ein Mann, den wir nicht kannten, saß am Gang. Sein Tabletthalter war noch vom Essen heruntergeklappt, und es sah aus, als würde er ein wenig geistesabwesend mit den Fingern auf den Klapptisch klopfen. Dann gab meine Frau mir einen von diesen Stupsern, die Sie wahrscheinlich auch selbst kennen. ›Sieh nur!‹	
Ich schaute zu dem Mann hin, und dieser hörte kurz danach auf.	
Sie sagte: ›Das war fantastisch!‹	
Er errötete.	
Ich sagte: ›Worüber redest du da?‹	

Tranceinduktion	Kommentar
Sie antwortete: ›Hast du das denn nicht gehört?‹	
Ich erwiderte: ›Was denn?‹	
Sie sagte: ›Die Mondscheinsonate.‹	
Ich entgegnete: ›Wie bitte?‹	
Sie sagte: ›Er hat die Mondscheinsonate gespielt. Es war wunderschön.‹	
Der Mann sagte: ›Ich reise nach Los Angeles, um dort am Konservatorium an der Aufnahmeprüfung teilzunehmen.‹	
Sie sagte: ›Also, wenn Sie dort so wie jetzt spielen, wird man Sie sicher annehmen.‹	
Dann fiel mir ein, dass meine Frau eine gute Pianistin ist und unser Sitznachbar dies ebenfalls sein musste. Sie hörte die Musik, während sie die Finger des Mannes im Auge behielt.	
Sie hörte nicht nur die Musik, sondern ihr war erstaunlicherweise auch klar, wie gut er spielte.	
Sie konnte sehen, wie er seine Finger auf die ›Tasten‹ setzte, ob er das sanft oder fest tat, und sie hörte den entsprechenden Klang.	
Und dann sagte sie: ›Mein Gott, Sie sind ein wundervoller Pianist.‹	
Er antwortete: ›Ich habe gerade in Wellington einen wichtigen Preis gewonnen.‹	
Sie hatte recht.	
Es war faszinierend.	*Es fasziniert mich immer noch.*
Die eigenen Finger hat man immer bei sich.	*Truismus*

Tranceinduktion	Kommentar
Sie können Ihre Hände hinter den Rücken halten, sie in die Taschen stecken, sie seitlich vom Körper halten, was immer Sie wollen.	*Truismus*
Sie können die Finger einfach nur berühren, Sie können unerwünschte Gedanken durch Gedanken Ihrer Wahl ersetzen. Und in einem gewissen Sinne wissen wir dies alle.	*immanentes Allgemeinwissen*
Ich möchte wetten, dass auch Ihnen manchmal ein Werbesong durch den Kopf geht, den Sie nicht hören wollen. Wenn Sie den Song vertreiben wollen, indem Sie ›Geh weg!‹ sagen, führt das zu nichts. Um einen Werbesong aus Ihrem Kopf zu vertreiben, müssen Sie an einen anderen Werbesong denken. Überdecken Sie den ersten Song mit dem zweiten, indem Sie diesen im gleichen Gehirnbereich abspeichern, wobei Sie das Geschehen diesmal selbst bestimmen. So können Sie den ersten Song vertreiben.	
Ich hoffe, Sie können sich mittlerweile vorstellen, wie sich diese Methode auf Ihre persönliche Situation übertragen lässt.	
Stellen Sie sicher, dass Ihnen mindestens vier Erinnerungen an jeder Hand zur Verfügung stehen – vier aus der Vergangenheit und vier aus der Zukunft.	
Bezüglich meiner eigenen Erinnerungen habe ich ein ziemlich komplexes System entwickelt.	*erneute Erweiterung der Methode*
Die Handinnenfläche ist bei mir für die jüngere Vergangenheit zuständig, der Handrücken für die fernere Vergangenheit.	

Tranceinduktion	Kommentar
Die Handinnenfläche der anderen (linken) Hand steht für die nähere Zukunft, der Handrücken dieser Hand für die Zeit, wenn ich Großvater geworden bin. Ich habe momentan noch keine Enkel, und vielleicht werde ich auch nie welche haben, aber ich habe ein ganzes Szenario für Dinge entwickelt, derentwegen ich Komplimente erhalten werde, weil ich so ein fabelhafter Großvater sein werde.	
Und wann immer ich über etwas nachdenken will, berühre ich im Grunde nur einen bestimmten Finger, und der Gedanke ist da.	*Wenn ich das kann, können Sie es auch.*
Aber nun können Sie sich zunächst einmal wieder auf die Gegenwart hin orientieren, im Geiste bis zehn zählen und bei acht zulassen, dass sich Ihre Augen öffnen.	*Reorientierung*
Üben Sie diese Technik in Hypnose, und benutzen Sie sie später, wann immer Sie wollen, auch außerhalb des hypnotischen Zustandes.«	*posthypnotische Suggestion*

6 Wie ein Optimist denken – Erklärung des Attributionsstils: Die drei P's

Der nächste Schritt bei der Behandlung von Angst besteht darin, dem Patienten beizubringen, sein Denken so zu verändern, dass aus einem pessimistischen ein optimistischer Denkstil wird. In dieser Sitzung wird das Konzept des Attributionsstils erklärt. Dabei werden viele verschiedene Beispiele und Vignetten angeführt, die sich die Patienten leicht vorstellen können. Auch diese Technik ist bei vielen Patienten von Nutzen.

Über den Attributionsstil wurden ganze Bücher geschrieben, weshalb ich diesen hier nicht vollständig und in allen Einzelheiten erklären kann. Mir geht es insbesondere darum, Patienten zu der Erkenntnis zu verhelfen, dass ihre Sicht der Ereignisse in ihrem Leben nicht unbedingt die einzig mögliche ist. Ich weise sie aber auch auf ein Buch *(Seligman 1991)* hin, in dem sie mehr über das Thema herausfinden können. Sie müssen zu der Erkenntnis gelangen, dass ihr aktueller Attributionsstil ihre Schwierigkeiten verschlimmert.

Den Problemen der meisten Patienten, mit denen wir konfrontiert werden, liegt ein pessimistischer Kern zugrunde. Optimisten erscheinen nur selten zu einer Therapie, weil sie in der Regel annehmen, dass ihre Probleme sich bald von selbst erledigen werden. Ich sage zu Patienten oft, sie sollten anstreben, »erfolgreiche Pessimisten« zu sein. Bei erfolgreichen Pessimisten existiert ein Kern von Pessimismus, den sie sich in ihrer Kindheit angeeignet haben; dieser ist jedoch mit einer dünnen Schicht Optimismus überzogen, mit der sie sich der Welt zeigen. Diese Deckschicht verschwindet, wenn sie merken, dass sie irgendwie die Kontrolle verloren haben. Dann tritt der pessimistische Kern hervor und setzt die zur Angst führende Kaskade in Gang.

Ich habe mich dafür entschieden, diese Hypnosesitzung in der Langform des Geschichtenerzählens zu gestalten. Mittlerweile ist Ihnen wahrscheinlich klar, dass ich jedes Wort sorgfältig auswähle, und falls Sie interessiert, wie ich dabei vorgehe, können Sie die Struktur der Sitzung diesmal selbst in Form einer Mikroanalyse untersuchen. Vermutlich sind Sie inzwischen besser in der Lage, beim Lesen des

Textes absichtlich platzierte Suggestionen ebenso wie die Annahmen und Truismen usw. zu erkennen.

Setzen Sie sich einfach bequem hin, und versetzen Sie sich in Hypnose.
Nehmen Sie sich so viel Zeit, wie Sie mögen.
Schließen Sie die Augen, und lauschen Sie dem Klang meiner Stimme.
Heute werden Sie lernen, wie Sie viel optimistischer sein können.
Was Sie in dieser Sitzung lernen, basiert auf der Arbeit von Professor Martin Seligman, einem Amerikaner, der ein faszinierendes Buch über erlernten Optimismus geschrieben hat: *Pessimisten küsst man nicht* (Seligman 1991).
In seinem Buch beschreibt Seligman etwas, das er unseren *Attributionsstil* nennt. Es zeigt sich, dass wir alle so etwas haben wie einen Attributionsstil.
Das bedeutet, dass wir alle auf eine bestimmte, für uns charakteristische Weise den Ereignissen in unserem Leben eine Ursache oder einen Sinn zuschreiben oder uns eine Erklärung für sie zurechtlegen.
Dies tun wir unabhängig davon, ob die Ereignisse gut oder schlecht für uns waren.
Optimisten und Pessimisten haben sehr unterschiedliche Attributionsstile.
Kinder stellen viele Fragen, die mit WARUM beginnen.
Wir als Erwachsene machen das genauso.
Warum ist das passiert?
Warum fühlen wir uns, wie wir uns fühlen?
Für die meisten WARUM-Fragen gibt es drei Arten von Antworten. Seligman nennt sie »die drei P's«.
Das *erste* P steht für *persönlich*. So wie: »Ich selbst bin schuld daran.«
Das Gegenteil von *persönlich* ist »unpersönlich«. Diese Reaktion ruft die Überzeugung »Jemand anders ist schuld« hervor.
Das *zweite* P steht für *permanent*. So wie in dem Ausdruck »Es passiert immer wieder«.
Das Gegenteil von *permanent* ist natürlich »zeitweilig« – »Es passiert manchmal«.
Das *dritte* P steht für *pervasiv* – »allumfassend«. So etwa in dem Ausdruck »Es wirkt sich auf absolut alles aus«.
Das Gegenteil von *pervasiv* ist »spezifisch«. So wie in »Es wirkt sich nur auf diese eine Sache aus«.

Ich werde Ihnen nun erklären, wie der Attributionsstil wirkt.

Schauen wir uns einmal zwei Angestellte bei der Arbeit an. Der eine ist extremer Pessimist, der andere extremer Optimist. Wahrscheinlich sind Sie selbst weder dem einen noch dem anderen ähnlich, weil es sich um zwei Extrembeispiele handelt. Sie können aber trotzdem einschätzen, welcher der beiden Denkstile Ihrer eigenen Einstellung am nächsten kommt.

Wahrscheinlich haben Sie schon erraten, welcher von beiden es ist.

Angenommen, der Chef übermittelt dem Pessimisten die Nachricht: »Sie sind entlassen! Scheren Sie sich zum Teufel!«

Der Pessimist reagiert darauf mental, indem er augenblicklich eine Erklärung in einem *persönlichen* Fehlverhalten sucht:

»Was habe ich falsch gemacht?

Was habe ich vermasselt?

Welcher Fehler hat ihn dazu gebracht, mich zu feuern?«

Der Optimist hingegen reagiert auf die gleiche Nachricht, indem er nach einer *unpersönlichen* Erklärung sucht:

»Das Unternehmen muss in ernsten Schwierigkeiten sein. Wahrscheinlich liegt es am hohen Wechselkurs.«

Vielleicht auch: »Ich wusste, dass der Chef mich nicht leiden kann.«

Optimisten nehmen niemals an, dass ihre Entlassung etwas mit einem persönlichen Fehlverhalten zu tun hat. Sie finden schnell etwas oder jemanden, dem sie die Schuld zuweisen können.

Als Nächstes entwickelt der Pessimist Gedanken über permanente Konsequenzen des Rauswurfs:

»Vielleicht finde ich nie mehr einen neuen Job.

Vielleicht werde ich die Stadt verlassen müssen, um eine neue Arbeit zu finden. Vielleicht muss ich sogar in ein anderes Land ziehen.«

Der Optimist hingegen hält das Problem für nur temporär:

»Ich habe schon fünf Jobs gehabt und bin mir sicher, dass ich bald einen neuen finden werde. Vielleicht investiere ich meine Abfindung in den Umzug nach Brisbane in Australien. Dort soll es wunderbare Jobs geben, und ganz sicher scheint die Sonne dort häufiger. Der Rauswurf könnte sich als verkappter Segen erweisen.«

Die Gedanken des Pessimisten neigen dazu, pervasiv zu werden, und er denkt:

»Ich bin ein Versager. Ich bin ein Verlierer, ich habe meinen Job verloren.

Ich bin ein Verlierer und Versager und für meine Eltern eine riesige Enttäuschung.
Ich bin ein Verlierer für meine Partnerin.
Ich bin ein Verlierer für meine Kinder.
Ich bin ein Verlierer für mein Sportteam.
Ich bin einfach in jeder Hinsicht eine Niete.«
Der Optimist hingegen denkt von Anfang an deutlich spezifischer:
»Na ja, ich habe zwar meinen Job verloren, aber das ist kein Grund zur Sorge, denn ich werde sicher schon bald einen neuen finden.
Ich komme immer noch gut mit meinen Eltern, meiner Partnerin und meinen Kindern aus; und in meinem Sportteam bin ich auch immer noch sehr beliebt.
Die Kündigung ist nur ein kleiner Rückschlag.
Alles andere in meinem Leben läuft doch super.«
Auf diese Weise machen Optimisten ihr Problem zu etwas ganz Spezifischem.
Geschehen hingegen positive Dinge, dreht sich der gesamte Denkstil um 180 Grad.
Schauen wir uns das Szenario mit einem extremen Optimisten und einem extremen Pessimisten noch einmal daraufhin an.
Diesmal teilt der Chef mit: »Sie bekommen einen Bonus«, und der Empfänger erhält einen Scheck über 3000 Euro.
Diese Nachricht kommt völlig unerwartet.
In diesem Fall reagiert der Pessimist unpersönlich. Eine für einen Pessimisten typische Reaktion könnte hier sein:
»Aha, ein Bonus-Scheck. Das Unternehmen muss einen ziemlichen Reibach gemacht haben. Wahrscheinlich hat meine Abteilung den großen Auftrag an Land gezogen.«
Und wenn es sich bei dem Pessimisten um eine besonders schöne Frau handelt, denkt sie vielleicht:
»Warum hat der Chef ausgerechnet mich für einen Bonus-Scheck ausgewählt? Was will er letztlich damit bezwecken? Warum gibt er mir das?«
Der Optimist hingegen reagiert völlig anders. Seine ersten Gedanken würden vielleicht in folgende Richtung gehen:
»Natürlich habe ich einen Bonus bekommen. Schließlich bin ich hier der beste Mitarbeiter. Ich mache meinen Job halt ziemlich gut. Ich bin der beste Verkäufer, den sie jemals hatten.«

Bitte denken Sie jetzt einmal kurz darüber nach, wie viele Menschen Sie in dem Land, in dem Sie leben, so haben reden hören.

In Neuseeland reden nur sehr wenige Menschen so, das kann ich Ihnen versichern.

Im Sinne von Pervasivität denkt der Pessimist:

»Ein Bonus von 3000 Euro zu dieser Zeit im Jahr ist wirklich merkwürdig. Normalerweise bekommen wir nur zu Weihnachten einen Bonus und nie zwei im gleichen Jahr. Jedenfalls habe ich das noch nie erlebt. Was hat das zu bedeuten? Dass alle anderen zu Weihnachten einen Bonus bekommen werden, nur ich nicht? Dann könnte ich einen Bonus wirklich gut gebrauchen. Ach, daher weht der Wind! Wahrscheinlich entlassen sie mich vor Weihnachten. Das ist die einzig plausible Erklärung. In Wahrheit ist das also gar kein Bonus, sondern eine Abfindung.«

Der Optimist hingegen denkt völlig anders, nämlich im Sinne einer dauerhaften Situation. Er denkt:

»Wow, 3000 Euro, weil ich der beste Mitarbeiter bin. Wie da wohl erst der Weihnachtsbonus aussehen wird. Und im neuen Jahr wird eine Beförderungsaktion folgen. Ich bin dann sicher der Erste, der befördert wird. Schon dieses Jahr läuft alles optimal, und im nächsten wird es noch besser.«

Im Sinne von Pervasivität denkt der Pessimist:

»Gut, ich habe jetzt einen Bonus-Scheck in der Tasche, aber mein Auto klappert immer noch wie nix Gutes, und das nervt. Für 3000 Euro bekomme ich kein neues Auto, nicht einmal einen neuen Motor. Und mit meiner Beziehung zu Hause steht es auch nicht zum Besten.

John Lennon hat recht gehabt – mit Geld kann man keine Liebe kaufen. Und was habe ich, wenn das Geld erst aufgebraucht ist? Immer noch ein zweitklassiges Auto und eine zweitklassige Beziehung. Na bitte! – Schließlich ist es nur Geld, und bald ist es ausgegeben.«

Beim Optimisten hingegen, und besonders bei einem männlichen, sieht die Situation völlig anders aus. Er ruft seine Frau an und sagt: »Wir sind gut bei Kasse! Ich möchte mit dir das italienische Restaurant besuchen, das gestern in der Zeitung vorgestellt wurde. Wir werden uns ein feudales Festessen genehmigen. Und wir werden Champagner trinken, einen guten. Wir lassen es uns einmal richtig gut gehen.«

Vielleicht denkt er auch: »Wir werden ... ein bisschen schmusen ... oder die ganze Nacht ... vielleicht auch etwas anderes tun.«

Alle Untersuchungen zeigen, dass die erfolgreichsten Menschen mäßige Optimisten sind. Sie sind oft gesünder und reicher, weil sie nur selten Risiken eingehen und weil sie die Preise gewinnen.

Bei mäßigen und starken Pessimisten hingegen ist die Gefahr der Entstehung von Angst, Panik und Depression am größten.

Und extreme Optimisten sind unglaublich unrealistisch.

Schauen Sie sich diesbezüglich das letzte Beispiel noch einmal an.

Was extreme Optimisten erwarten, erweist sich meist als völlig unzutreffend.

Weil das italienische Restaurant völlig ausgebucht ist, besucht der extreme Optimist ein anderes, wo das Steak zu stark durchgebraten ist, er viel zu viel Wein trinkt und deshalb zu Hause sofort einschläft und zu schnarchen anfängt, statt ... zu schmusen.

Realisiert der Optimist hingegen seinen Misserfolg, löst er sich sofort davon und denkt nach.

»Okay, ich habe noch Geld übrig. Ich rufe das italienische Restaurant an und reserviere für heute Abend einen guten Tisch. Ich spare mir den Alkoholkonsum und kann dann die ganze Nacht schmusen.«

Mein besonderes Interesse an dem Modell von Seligman hängt mit einem weitverbreiteten Problem zusammen, das postnatale Depression genannt wird.

Eine postnatale Depression tritt bei manchen Frauen nach der Geburt eines Babys ein, und in Neuseeland leiden etwa zehn Prozent (eine von zehn) der Mütter darunter. Ähnliche Zahlen liegen für den Rest der Welt vor.

Als Allgemeinmediziner habe ich oft Frauen besucht, die kurz vorher ein Kind bekommen hatten, und ich fragte mich, bei welchen von ihnen die Gefahr der Erkrankung an einer postnatalen Depression bestand. Ich beschloss, diese Frauen auf pessimistisches Denken hin zu untersuchen.

Ich wartete, bis ihr Baby weinte, und stellte ihnen dann eine einfache, aber sehr aufschlussreiche WARUM-Frage. Ich fragte die Mütter:

»Warum weint Ihr Baby so viel?«

Wenn die Frau antwortete: »Weil ich eine schlechte Mutter bin« oder: »Ich weiß einfach nicht, wie man mit Babys umgehen muss«, antwortete ich: »Babys weinen, weil sie Hunger oder Durst haben oder weil sie gehalten werden wollen oder weil es irgendeinen anderen guten Grund gibt. Das Weinen hat nichts mit Ihren Fähigkeiten als Mutter zu tun.«

Daraufhin antworteten manche Mütter: »Aber mein Baby weint ständig. Tag und Nacht. Vielleicht hat es ja eine Kolik?«

Ich entgegnete: »Ständig? Als ich kam, war Ihr Baby still. Es hat gerade eben erst zu weinen angefangen. Also halten Sie es, füttern Sie es, wechseln Sie seine Windel, und ziehen Sie ihm etwas Frisches an. Wenn es zu weinen aufhört, können Sie es wieder in sein Bettchen legen. Und vergessen Sie nie, dass das Weinen immer irgendwann aufhört.«

Darauf antwortete die Mutter dann vielleicht: »Aber schauen Sie sich doch nur das Haus an. Es ist schmutzig, und ich habe das Abendessen für meinen Mann noch nicht gekocht. Ich bin eine entsetzliche Ehefrau und Mutter.«

Daraufhin sagte ich: »Sie mussten sich doch um Ihr krankes Baby kümmern. Das hat heute Ihre gesamte Zeit in Anspruch genommen. Rufen Sie Ihren Mann an, und bitten Sie ihn, auf dem Nachhauseweg Fish and Chips mitzubringen. Merken Sie sich: Ein krankes Baby bedeutet, dass der Rest der Familie mit Fertigkost vorliebnehmen muss.«

Ich habe dies 900 Frauen vermittelt, und erstaunlicherweise hat keine von ihnen eine postnatale Depression entwickelt.

Dieses Resultat habe ich auch einem amerikanischen Psychologen erklärt, der als Gastredner an einer Konferenz in Neuseeland teilnahm, die ich besuchte.

Er war von meinen Erfahrungen so beeindruckt, dass er mir empfahl, im Rahmen der Kurzzeittherapie-Konferenz darüber zu berichten.

Ich lachte, weil diese Konferenz so etwas wie die Olympiade der Psychologie ist. Sie findet alle vier Jahre und immer in Amerika statt. Etwa 2000 Personen nehmen daran teil, und ca. 700 bewerben sich als Referenten. Unter diesen wählt ein Gremium die 24 wichtigsten aus, also 3,5 Prozent der Bewerber.

Sicher können Sie sich vorstellen, wie überrascht ich war, als ich nach einiger Zeit einen Brief von den Organisatoren dieser Konferenz erhielt, in dem mir mitgeteilt wurde, ich sei als einer der Referenten ausgewählt worden.

Daraufhin setzte ich mich hin, um nicht nur ein Exposé, sondern die ganze Rede zu schreiben.

Prompt wurde ich von einer Schreibblockade heimgesucht. Ich kam aus dem Korrigieren gar nicht mehr heraus. Alles, was mir einfiel, war einfach nicht »wissenschaftlich« genug, nicht unterhaltsam genug – nicht gut genug.

Dann kam meine Frau in den Raum. Sie fragte mich: »Wie kommst du mit deiner Rede voran?«

Ich erklärte ihr, ich hätte noch nicht einmal einen passenden Titel gefunden, und alles, was ich aufschriebe, würde ich gleich wieder löschen.

Sie sagte: »Das machst du jetzt schon seit einer Stunde. Ich hatte mir gedacht, dass das passieren würde. Hier, nimm die Heckenschere, schneide die Hecke, und denke gleichzeitig über deine Rede nach.«

Ich bin mit einer äußerst praktisch veranlagten schottischen Lehrerin verheiratet.

Also ging ich nach draußen, fing an, die Hecke zu stutzen, und dachte über meine Rede nach.

Irgendwann kam unsere Nachbarin aus dem Haus, um Wäsche aufzuhängen. Sie ist eine junge Frau und hat zwei kleine Kinder. Und sie hatte nach jeder Geburt eine postnatale Depression. Sie war bei mir nicht Patientin, sondern nur unsere Nachbarin. Und als gute Nachbarn unterhalten wir uns natürlich über den Zaun hinweg.

Ich hatte noch nie jemanden so schnell seine Wäsche auf die Leine hängen sehen. Ihre Finger waren in einen Wirbel von Höschen und Windeln gehüllt. Sie ließ zwei Wäscheklammern fallen – was aufgrund ihrer Geschwindigkeit bei der Arbeit nicht verwunderlich war. Sie hob die Klammern vom Boden auf, ließ einen tiefen Seufzer hören und erklärte traurig: »Ich lasse ständig Dinge fallen.«

Dann hastete sie ins Haus zurück.

Die fünf Wörter trafen mich wie eine Tonne Ziegel.

Ihre nicht ausgesprochene WARUM-Frage lautete: »Warum liegen die Wäscheklammern auf dem Boden?«

Ihre Antwort lautete: »Ich lasse«, was *persönlich* ist, »ständig«, d. h. *permanent*, »Dinge fallen«, also nicht nur Wäscheklammern, das ist *pervasiv*.

Dann wurde mir klar, dass eine Optimistin, wenn sie ein paar Wäscheklammern hätte fallen lassen, Seligman zufolge etwas gesagt hätte wie: »Diese billigen Plastikklammern rutschen einem manchmal aus der Hand.«

Die Optimistin hätte nicht sich selbst die Schuld gegeben, sondern den rutschigen Wäscheklammern. Und sie hätte von »manchmal« gesprochen. Sie hätte geglaubt, dass »die billigen Plastikwäscheklammern einem manchmal aus der Hand rutschen«, die teureren aus Holz hingegen nicht.

Dann fragte ich mich, warum die Nachbarin so schnell wieder ins Haus geeilt war. Vielleicht hatte sie ein paar Muffins im Ofen gehabt.

Nehmen wir einmal an, sie schaut im Ofen nach und stellt fest, dass die Muffins oben ein wenig zu stark gebacken sind.

Als Pessimistin denkt sie dann wahrscheinlich: »Das sieht mir ähnlich! Schon wieder nix geworden. Ich kann einfach nicht backen! Kein Wunder, dass mein Mann mich die kulinarische Thrombose von Karori *(Stadtteil von Wellington)* nennt.«

Als Optimistin hingegen würde sie die knusprige Oberfläche der Muffins sehen und denken: »Oh, was für eine Überraschung! Der Ofen muss heute ein bisschen heiß gewesen sein. Aber das ist kein Problem. Ich werde die harte Kruste abschneiden und ein wenig Sahne und Marmelade daraufstreichen. Ich nenne sie dann die vulkanisch rauchigen Mount-Ruapehu-Muffins. Sie sind bestimmt sehr beliebt.« Und wenn bei einem Muffin ein wenig Marmelade an der Seite herunterläuft, sortiert sie den nicht aus, sondern denkt sich: »Das ist ein Lahar, ein Schlammstrom, der vom Vulkan herunterfließt. Das ist sehr ungewöhnlich, wir können mehr für den nehmen.«

Wenn sich herausstellt, dass die Muffins gut sind, denkt die Pessimistin: »Da habe ich aber Glück gehabt. Ich habe sie gerade noch rechtzeitig retten können; sonst wären sie hinüber gewesen.«

Eine Optimistin hingegen würde denken: »Natürlich sind sie gut geworden. Ich bin eine großartige Köchin. Und ich bin auch überall sonst perfekt.«

Dann raste ich ins Haus zurück und fing an, wie wild über Wäscheklammern und Muffins zu schreiben.

Drei Monate später war ich anlässlich der Konferenz für Kurzzeittherapie in New York.

Es war Dienstagmorgen zur Frühstückszeit, der Tag, an dem ich meine Rede halten sollte. Mein Frühstück mit Ei und Speck wurde allmählich kalt und klebte am Teller fest. Mein Herzschlag lag deutlich über 100. Ich war ziemlich nervös, und um elf Uhr sollte ich vor 2000 Menschen sprechen.

Plötzlich lehnte sich eine Frau am Nachbartisch zu mir herüber und sagte: »Sind Sie der Arzt aus Neuseeland, der über die Verhinderung von postnatalen Depressionen sprechen wird?«

Ich bemühte mich um einen möglichst authentischen Kiwi-Akzent und sagte: »Ja, der bin ich.«

Mein offensichtlich schottischer Zungenschlag überraschte sie!

Dann sagte sie: »Wir sind hauptsächlich deshalb von Alabama hierhergekommen, um Ihren Vortrag heute Morgen zu hören. Ich hatte bei der Geburt meiner ersten beiden Kinder eine postnatale Depression, und jetzt ist Baby Nummer drei unterwegs. Im Konferenzprogramm steht, man könne lernen, seine Denkweise so zu verändern, dass man nie mehr unter Angst, Panik oder Depression leidet. Das klingt zu gut, um wahr sein zu können.«

Aha! Zu gut, um wahr sein zu können.

Das ist eine typische schottisch-pessimistische Feststellung.

Sie müssen sich einen kleinen schottischen Pastor vorstellen, der nach einem kleinen Glas mit brauner Flüssigkeit greift, hofft, dass es sich um Malt Whisky handelt, einen Schluck davon trinkt und feststellt, dass es ... kalter Tee ist.

Es wäre einfach zu gut gewesen, um wahr sein zu können.

Als ob Gutsein und Wahrsein aus irgendeinem Grund unvereinbar wären!

Ich habe diesen verdrießlichen Ausspruch in jungen Jahren ziemlich oft gehört.

Die Frau griff dann nach einer Scheibe Toast und verschüttete dabei den Inhalt ihrer Kaffeetasse über die weiße Tischdecke. Sie sprang wie von der Tarantel gestochen auf und schrie: »Ich bin so ein Trampel! So was passiert mir immer wieder.«

Ich hoffe, Sie haben den pessimistischen Denkstil dieser Frau erkannt.

»Ich bin« ist *persönlich*, »immer wieder« ist *permanent*, und »so was« ist *pervasiv*.

Fünf Minuten später warf eine andere Frau ihre Kaffeetasse um und rief aus: »Verdammt, diese dämlichen Tassen. Na ja, solche Malheurchen passieren manchmal. Könnten wir bitte einen anderen Tisch bekommen?«

Sie entschuldigte sich und ging in die Toilette, um sich die Kaffeespritzer von der Bluse abzuwaschen.

Unterdessen sprach ich mit ihrem Mann und sagte: »Ihre Frau ist eine Optimistin.«

Er nickte zustimmend. Dann erzählte er mir, er habe das Gefühl, nichts könne sie in die Knie zwingen. Sie bekomme es nie mit der Angst zu tun und sei nie aufgebracht. Er vermutete, dies hänge mit ihrem Glauben zusammen. Sie sei Southern Baptist und sehr gläubig.

Ich entgegnete: »Ich nehme an, dass sie als Southern Baptist unglaublich optimistisch ist.«

Er antwortete: »Sie hat einen sehr starken Glauben. Aber woher wissen Sie das? Sie haben sie doch noch gar nicht kennengelernt.«

Ich sagte: »Überhaupt nicht. Aber ich habe gehört, was sie sagte, nachdem sie die Kaffeetasse umgekippt hatte, und das hat mir gereicht, um feststellen zu können, dass sie eine unglaubliche Optimistin ist.«

Er entgegnete: »Das haben Sie aus dem schließen können, was meine Frau gesagt hat, als sie den Kaffee umgestoßen hat?«

»Genau.«

»Wow! Sie müssen der Arzt aus Neuseeland sein, der auf der Konferenz heute um 11 Uhr darüber spricht, wie man Angst, Panik und Depression loswerden kann. Ich hielt das für eine ziemlich gewagte Behauptung. Es klang zu gut, um wahr sein zu können. Aber jetzt denke ich, es könnte wahr sein. Wir werden uns Ihren Vortrag ganz bestimmt anhören.«

Als ich meine Rede hielt, war es im Publikum meist sehr still, und ich fragte mich, wie der Vortrag wohl ankommen würde.

Nachdem ich geendet hatte, sah ich zu meiner Verblüffung, dass alle Anwesenden aufstanden, um mir zu applaudieren. Da die meisten von ihnen Amerikaner waren, johlten und riefen und brüllten sie und stampften mit den Füßen.

Aber niemand sah mich, weil ich hinter dem Rednerpult verschwunden war, denn ich war fürchterlich errötet.

Ich dachte: »Ihr Amerikaner müsst alles so entsetzlich übertreiben. Wahrscheinlich jubelt ihr mir nur so zu, weil ich der einzige Nicht-Amerikaner im ganzen Konferenzprogramm bin und weil ihr gegenüber einem Ausländer, der einen weiteren Weg zu dieser Konferenz hatte als alle anderen Teilnehmer, höflich sein wollt.«

»Macht mal halblang, Leute. Das hier ist einfach zu viel. Ihr seid sehr großzügig mit eurem Lob.«

Der Leiter der Konferenz sprang wie verrückt herum.

Er sagte: »Wow, kein Wunder, dass ihr Kiwis ein so gutes Rugby-Team, ein so gutes Segelteam und ein so gutes Fußballteam habt.«

Ich dachte: »Moment mal, bei zwei davon mag das stimmen, aber nicht bei unserer Fußballmannschaft.«

Der Konferenzleiter sagte: »Sie müssen nun Fragen beantworten. Ich bin gleich wieder da.«

Daraufhin näherte ich mich einem Zuhörer in der ersten Reihe und sagte: »Geht es Ihnen so, wie ich vermute?

Der Mann nickte feierlich.

»Ähm, Sie sehen verärgert aus.«

Er antwortete: »Ich bin ziemlich wütend.«

»Warum?«

Er antwortete: »Als ich im Programm las, worüber Sie sprechen würden, war ich begeistert, aber in der ersten Minute Ihres Vortrags ... in der ersten Minute! ... gab die Batterie meines Hörgeräts den Geist auf. Ich habe rein gar nichts gehört. Und ich wusste, wenn ich in der ersten Reihe aufstehen würde, um mir eine neue Batterie zu besorgen, hätten die anderen Anwesenden das für unhöflich Ihnen gegenüber gehalten.

Das konnte ich einfach nicht. Sie sind der Referent, der am weitesten reisen musste, um hierhin zu kommen. Weil ich mein Handy nicht dabei hatte, konnte ich auch niemanden anrufen und bitten, mir eine neue Batterie zu bringen. Ich habe es mit Lippenlesen versucht, aber damit bin ich nicht weit gekommen.

Ich will ehrlich sein. In den letzten zwanzig Minuten habe ich inständig gehofft, dass es ein schlechter Vortrag würde und ich nichts Wichtiges verpasst hätte. Aber ich habe noch nie erlebt, dass ein Referent auf dieser Konferenz so gut angekommen ist wie Sie. Und auch noch ein Nicht-Amerikaner!

Besonders ärgert mich, dass mich nach den Fragen und Antworten alle möglichen Leute darauf ansprechen werden, was ich von Ihrem Vortrag gehalten hätte. Und ich bin wohl die einzige Person in diesem Raum, die den Vortrag gar nicht gehört hat. Deshalb bin ich so sauer.«

Ich antwortete: »Ich habe eine Kopie des Manuskripts in der Tasche. Die kann ich Ihnen geben, wenn Sie den Text lesen möchten.«

»Das würde ich wirklich gern. Bitten Sie den Konferenzleiter, mir den Text zukommen zu lassen. Aber Sie müssen nun gehen und die Fragen beantworten. Sie werden schon erwartet.«

Während ich mir die erste Frage anhörte, wurde mir schlagartig klar, dass ich ein Pessimist bin. Denn als Optimist wäre ich ein paar Schritte vorgetreten und hätte mich vor dem Publikum tief verbeugt. Wahrscheinlich hätte ich dann gedacht: »Wow, ich war wirklich gut. Ihr könnt froh sein, mich gehört zu haben. Ich war brillant.«

Statt dessen habe ich mich, wie ich schon sagte, hinter dem Rednerpult versteckt, weil ich stark errötet war.

Als Pessimist hatte ich geglaubt, das Publikum sei mir gegenüber gnädig gestimmt, statt zu denken, dass ich einfach gut war.

Als Optimist hätte ich wahrscheinlich angenommen, der Zuhörer, der beim Applaus sitzen geblieben war, sei taub oder könne einen schottischen Akzent nicht verstehen.

Ich nahm aber an, ich müsste den Mann verärgert haben, weil ich über so banale Dinge wie Muffins und Wäscheklammern gesprochen hätte.

Wir erlernen unseren Attributionsstil, bevor wir fünf Jahre alt werden. Ich habe meinen pessimistischen Stil erlernt, indem ich meinen beiden Eltern, aber insbesondere meinem Vater zugehört habe.

Ich erinnere mich noch gut daran, wie ich mit zwölf Jahren an der schottischen Mathematikprüfung teilgenommen habe. Ich erreichte 99 Prozent der erzielbaren Punkte. Die meisten meiner Klassenkameraden waren schon froh, wenn sie über 60 Prozent der Punkte bekamen.

Ich ging nach Hause und berichtete meinem Vater, ich hätte 99 Prozent der Punkte bekommen.

Er schaute mich an und sagte: »Nur ein Punkt fehlt. Nächstes Mal hast du mehr Glück.«

Er konzentrierte sich sofort auf den einen kleinen Fehler, den ich gemacht hatte, statt darauf, dass ich die Aufgaben zu 99 Prozent korrekt gelöst hatte.

Und er sagte auch noch, ich bräuchte wohl ein wenig mehr Glück, als hätte ich mir die 99 Prozent der Punkte durch bloßes Glück gesichert. Glück ist *unpersönlich.* Bis heute habe ich nicht die geringste Vorstellung davon, wie man mehr Glück haben kann. Mit Grips, harter Arbeit oder Anstrengung könnte ich etwas anfangen. Aber wie sollte ich es anstellen, mehr Glück zu haben?

Und er sagte »nächstes Mal«. Ein nächstes Mal würde es gar nicht geben. Ich würde nie die Möglichkeit haben, diese Prüfung zu wiederholen. Somit würde ich für alle Zeit, also *permanent*, um einen Prozentpunkt die Chance versäumt haben, Perfektion zu erreichen.

Nun muss ich etwas bekennen. Vor einigen Jahren kam meine Tochter aus der Schule nach Hause und berichtete mir stolz, sie habe bei der Vokabelprüfung im Französischen 99 Prozent erreicht.

Ich werde immer noch rot, wenn ich daran denke, was ich darauf geantwortet habe: »Nur ein Punkt fehlt.«

Oops! Ich versuche es noch einmal:

»Ein fantastisches Ergebnis, wirklich super. Du bist eine exzellente Studentin und wirst sehr erfolgreich sein. Hol deine beiden Schwestern und deine Mutter, und lass uns alle zusammen im vierten P feiern – im Pizza Hut. Dann werde ich dir auch alles über die drei P's beibringen, und das ist kein Pizzabelag.«

Ich habe also meinen Töchtern beigebracht, was ich Ihnen hier erkläre. Aber dann machte ich einen Fehler. Ich gab ihnen die Möglichkeit, ein wenig Geld zu verdienen. Und da sie Kinder schottischer Eltern sind, spitzten sie die Ohren.

»Wenn ich in den nächsten drei Monaten etwas Pessimistisches sage und ihr erwischt mich dabei und übersetzt das, was ich gesagt habe, in eine optimistische Sichtweise, werde ich die optimistische Sichtweise erklären und euch einen Dollar geben.«

Daraufhin sagten sie: »Du willst uns jedes Mal, wenn du etwas Pessimistisches sagst, einen Dollar geben?«

»Genau. – Jetzt muss ich den Scheck für das Essen schreiben. Wo habe ich nur den verdammten Stift hingesteckt?«

Sofort meldete sich eine meiner Töchter und sagte: »Das war schon der erste Dollar. Vielen Dank!«

»Warum? Weil ich das Wort verdammt benutzt habe? Das war vielleicht ein bisschen ungehobelt, aber was ich gesagt habe, war nicht pessimistisch.«

»War es doch, aber nicht, weil du verdammt gesagt hast.«

»Nicht? Um den Dollar zu bekommen, musst du es aber noch in eine optimistische Äußerung übersetzen.«

»Okay. Du hast gesagt: ›Wo habe ich nur den verdammten Stift hingesteckt?‹ – Du hast ihn verlegt – *persönlich*. Du bist schuld – *pessimistisch*. Ein Optimist hätte gesagt: ›Wo ist dieser verdammte Stift nur geblieben?‹ In diesem Fall basiert die Äußerung auf der Annahme, der ›ungezogene Stift‹ habe sich aus purer Bosheit irgendwo in deiner Jacke versteckt. – Das wäre dann *unpersönlich* und somit optimistisch.«

»Du hast dir soeben einen Dollar verdient.«

Ich nahm den Dollar aus der Tasche und ließ ihn auf den Boden fallen.

»Oops, ich habe ihn fallen lassen.«

Sie antwortete: »Nun, dann sind es jetzt zwei Dollar!«

»Wie bitte? Ich habe den Dollar fallen lassen; das ist eine Tatsache. Das ist doch nicht pessimistisch!«

»Die Frage ist nur, wie er dahin gekommen ist. ›Ich habe ihn fallen lassen‹ ist eine Erklärung, die auf persönliches Ungeschick hinausläuft. ›Er ist heruntergefallen‹ ist eine unpersönliche Erklärung, die Pech als Ursache nahelegt.«

»Okay, du hast dir zwei Dollar verdient.«

Im Laufe der folgenden drei Monate verdienten sich meine Töchter 800 Dollar. Sie merkten, dass sie mich, wenn ich müde war, mit WARUM-Fragen bombardieren konnten und dass ich dann unweigerlich mit »immer« oder manchmal auch »nie« antwortete, was mich jedes Mal einen Dollar kostete.

Damit wird der Attributionsstil auf eine linguistische Mikro-Ebene gebracht, wo er tatsächlich am häufigsten zur Geltung kommt.

Es kostete mich innerhalb von drei Monaten 800 Dollar zu lernen, meine Ausdrucksweise so zu verändern, dass ich einen optimistischen Stil entwickelte.

Sie können sich aber auch das ausgezeichnete Buch »Pessimisten küsst man nicht« von Martin Seligman (1991) besorgen, was ich Ihnen hiermit wärmstens empfehle und was eine deutlich preiswertere Möglichkeit ist zu lernen, wie ein Optimist zu denken.

Wenn Sie in der »gesunden« Zone leben wollen, müssen Sie sich im Bereich zwischen leichtem Pessimismus und mäßigem Optimismus bewegen.

Wenn Sie sich eindeutig in einer gefährlichen Situation befinden, sollten Sie sich für ein leicht pessimistisches Verhalten entscheiden, beispielsweise wenn Sie eine Straße überqueren; aber wenn keinerlei Gefahr besteht, beispielsweise wenn Sie sich um einen Job bewerben, sollten Sie in optimistischer Geisteshaltung zum Vorstellungsgespräch gehen.

Von einer generell pessimistischen zu einer optimistischen Sicht zu wechseln, ist sicher nicht leicht, aber ich halte dies für die wichtigste Fähigkeit, die wir entwickeln müssen.

Aus dem »Pessimesischen« ins »Optimesische« zu übersetzen ist leichter, als eine Fremdsprache zu erlernen, weil man keine neuen Vokabeln braucht, was beim Erlernen einer neuen Sprache der Fall wäre. Bei einer Übersetzung dieser Art bleibt das Vokabular das gleiche.

Man braucht nur zu lernen, die Drei-P-Regeln konsequent anzuwenden. Diese Art von Zweisprachigkeit zu erlernen mag zwar Mühe kosten, ist aber sicherlich lohnend.

Damit haben Sie das Ende Ihrer Angstheilungskur erreicht. Angst beginnt mit der Wahrnehmung, man habe keinerlei Kontrolle über das eigene Leben. Dadurch wird der erlernte Pessimismus aktiviert. Und der Pessimismus lässt unerwünschte Emotionen, Gedanken, physische Empfindungen und Vorstellungsbilder auflodern. Dies wiederum aktiviert Ihre sympathischen Nerven, die sämtliche Angstsymptome hervorrufen.

Doch nun haben Sie gelernt, innerhalb von weniger als sechzig Sekunden eine Entspannungsattacke hervorzurufen.

Außerdem können Sie unerwünschte Emotionen, Gedanken, physische Empfindungen und Bilder durch deren positive Gegenstücke ersetzen, und das in weniger als einer Sekunde. Und zuletzt haben Sie gelernt, wie ein Optimist zu denken.

Sie brauchen also nicht mehr zu glauben, Sie hätten keinerlei Kontrolle, denn Sie verfügen nun über drei Fertigkeiten, die Sie bisher nicht hatten. Und wenn es Ihnen gelingt, die drei Fertigkeiten zu meistern, indem Sie zuhören und sich diese drei Fertigkeiten aneignen, können Sie ein glückliches und optimistisches Leben führen.

Willkommen in der Welt des Glücklichseins.

Zählen Sie nun im Geiste bis zehn, und öffnen Sie die Augen für die wunderbare Zukunft, die Ihre sein kann.

7 Der besondere Ort der Glückseligkeit

Wenn die vier vorgesehenen Therapiesitzungen vorüber sind, sagen mir manchmal Patienten – etwa zwanzig Prozent –, sie fühlten sich zwar zweifellos wesentlich besser, doch sie hätten immer noch das Gefühl, dass ein Rest an Angst weiterhin bestehen könne.

Ihnen war durchaus klar, dass sie die Techniken, die sie erlernt hatten, noch gründlicher würden üben müssen, um sie wirklich zu verinnerlichen, und dazu waren sie auch bereit, und sie waren froh, eine Tonaufnahme von allen Sitzungen zu haben, weil diese ihnen beim Üben helfe. Doch einige sagten, sie fühlten sich immer noch ein wenig unwohl und wünschten sich deshalb noch eine weitere Sitzung, um das Gefühl zu bekommen, dass sie von ihrer Angst vollständig geheilt seien.

Eine einzige weitere Sitzung musste ausreichen, dies zu bewirken, weil die Patienten oft die Grenzen ihrer finanziellen Möglichkeiten erreichten. Dies brachte mich dazu, daran zu zweifeln, ob der grundlegende, drei Schritte umfassende Prozess des schnellen Erreichens parasympathischer Dominanz, des Vertreibens unerwünschter Emotionen, Gedanken, physischer Empfindungen und Vorstellungsbilder und ihres Ersetzens durch erwünschte Gegenstücke sowie das Erlernen der Kunst, wie ein Optimist zu denken, wirklich das Einzige war, was von Angst geplagte Menschen erlernen mussten, trotz der zweifellos makellosen Logik dieser Methode.

Bei den besagten Patienten war offensichtlich noch etwas anderes erforderlich. Irgendetwas fehlte. Was konnte das sein?

Vielleicht gab es in der Lebensgeschichte der Patienten, die sich nach den vier Sitzungen noch nicht vollständig geheilt fühlten, etwas sehr Wichtiges und nach wie vor Präsentes, das ihre vollständige Heilung verhinderte und noch nicht offengelegt worden war. Ich bat solche Patienten dann jeweils, mir mehr über ihre Lebensgeschichte zu erzählen, und zu meiner Überraschung erwähnten sie alle, sie litten nicht nur unter ihrer Angst, sondern gaben außerdem zu, ein erhebliches Maß an »emotionalem Gepäck«, wie sie es nannten, mit sich herumzuschleppen. Sie hatten in der Vergangenheit irgendeine signifikante psychische Schädigung erlitten, und dies oft wiederholt und über lange Zeit.

Dieses signifikante emotionale Gepäck schien die wichtigste Gemeinsamkeit aller noch nicht vollständig geheilten Patienten zu sein.

Ich war noch nicht auf diese Möglichkeit gekommen, weil ich persönlich kein solches emotionales Gepäck mit mir herumtrage. Ich kann mich glücklich schätzen, ein wunderschönes Leben gehabt zu haben, und ich kann mich beim besten Willen nicht an ein eigenes traumatisches Erlebnis erinnern.

Ich bin ein ziemlich störrischer Mensch, und ich weigere mich, irgendeine Niederlage zu akzeptieren. Deshalb schwor ich mir, eine Möglichkeit zu finden, um dieser Patientengruppe zu helfen, ihre Angst vollständig zu heilen.

Deshalb musste ich eine Möglichkeit erfinden, die Menschen zu helfen vermochte, sich mit ihrem emotionalen Gepäck auseinanderzusetzen und sich davon zu befreien. Ich kam zu der Überzeugung, dass die Methode, die ich zu diesem Zweck entwickeln wollte, auf irgendeine Weise die früheren Probleme dieser Menschen nicht aufwühlen dürfe, außerdem völlig vertraulich bleiben müsse und sie nicht zwingen dürfe, ihre unaufgelösten Probleme offenzulegen. Außerdem sollten sie ihre Probleme weder lösen noch sie mir erklären müssen. Und all dies musste natürlich innerhalb einer Sitzung von 30 Minuten möglich sein.

Ich entwickelte im Laufe von einigen Wochen eine Technik, die alles soeben Erwähnte zu erreichen vermochte. Ich nannte diese Technik einfach »Der besondere Ort der Glückseligkeit«.

Die Symbolik des besonderen Ortes der Glückseligkeit

Es gibt mehrere schon früher publizierte Hypnose-Skripts, die sich auf einen »besonderen Ort« beziehen. Jedes von ihnen variiert das Hauptthema leicht – einen Ort zu schaffen, den man in Trance nutzen kann, beispielsweise am Meeresstrand oder vielleicht in einem wunderschönen Garten zu sein. Den Patienten in einen Zustand zu versetzen, in dem er sich entspannt, wohl und sicher fühlt, ist ein therapeutisches Ziel, das viele Hypnotherapeuten sich setzen. Solch ein hypnotisches Wohlfühlerlebnis fühlt sich kurzfristig zweifellos gut an, ist aber kaum jemals von langer Dauer.

Anfänger in der Hypnosetherapie benutzen solche vorgefertigten Skripts häufig, weil sie für einen Neuling von Nutzen und leicht anwendbar sind: Sie können einem Patienten ein solches Skript vorlesen und so verhindern, dass Ihnen während der Arbeit plötzlich die Ideen ausgehen und Sie in die peinliche Lage geraten, nicht zu wissen, was Sie als Nächstes sagen sollen. Solche Skripts enthalten in der Regel sehr positive und nützliche Ich-stärkende Suggestionen. Und die meisten dieser Skripts zur Schaffung eines »besonderen Ortes« zielen darauf, beruhigend und tröstend zu wirken, sodass sie effektiv einen Ort emotionaler Ruhe, der Sicherheit und der Gelassenheit kreieren können.

Doch mir schwebte etwas vor, dass darüber weit hinausging.

Das folgende Skript, das ich die Metapher des »besonderen Orts der Glückseligkeit« (BOG) nenne, ist strukturell und kontextuell nicht spezifisch auf irgendeine spezielle Art von Problemen ausgerichtet.

Aufgrund dieser Unspezifität werden Sie feststellen, dass dieses Skript oft nicht nur bei Angst gute Resultate erzielt, sondern bei einem erstaunlich großen Spektrum von Problemen von Nutzen ist. Nach meiner Auffassung kann es im Rahmen von Hypnosebehandlungen praktisch aller Beschwerden eingesetzt werden, mit denen Patienten zu Therapeuten kommen.

Diese wirksame Übung vermag außerdem auch viele andere Probleme zu lösen, die manchmal wesentlich wichtiger sind als der Vorstellungsgrund des Patienten – Probleme, die er noch gar nicht entdeckt oder zumindest nicht formuliert hat.

Das im Folgenden wiedergegebene BOG-Skript ist so aufgebaut, dass es weit über den herkömmlichen Gebrauch eines simplen »besonderen Ortes« hinausgeht. Es führt nicht nur zu einem Ort der Sicherheit und Entspannung, sondern birgt darüber hinaus zusätzliche potenziell positive psychotherapeutische Wirkungen. Es enthält zahlreiche Charakteristika psychologischer Sicherheit, die Abreaktionen verhindern sollen. Sie alle werden in der Mikro-Analyse im folgenden Kapitel beschrieben. Sie sind allesamt so wirksam, dass ich nie mit einer schwierigen Abreaktion konfrontiert wurde, obwohl ich diese Technik bei der Behandlung vieler Tausend Patienten benutzt habe.

Das Versprechen, das dieser Übung zugrunde liegt, beinhaltet, dass sie jeden, der das Skript hört, dazu befähigt, alle seine speziellen Sorgen und Probleme (das »emotionale Gepäck«) zur Seite zu legen und einen echten »Zustand der Glückseligkeit« zu erleben.

Der grundsätzliche Wortlaut und die Struktur des Skripts werden im Folgenden wiedergegeben, und einige der zentralen hypnotischen Elemente werden im nächsten Kapitel erläutert.

Zunächst die Trance-Induktion. Sie wird in der Regel mittels Fokussieren auf zwei Finger erreicht, so wie es weiter oben beschrieben wurde.

Trance-Induktion

Ich möchte Ihnen heute beibringen, wie Sie Ihren ganz eigenen einzigartigen besonderen Ort der Glückseligkeit erleben können ...
Ich möchte, dass Sie sich einen Flur vorstellen.
Sie gehen durch diesen Flur und sehen links und rechts Türen.
Und auch am Ende des Flurs sehen Sie eine Tür.
Eine sehr einladende Tür.
Über Größe und Form der Tür können Sie selbst entscheiden.
Können Sie mir sagen, welche Farbe die Tür hat?
Ist es eine glatte Tür oder eine Kassettentür?
Hat die Tür eine Klinke?
Befindet sich die Klinke auf der linken oder auf der rechten Seite?
Welche Farbe und Form hat die Klinke?
Nun schauen Sie ganz genau hin: Öffnet sich die Tür nach innen oder nach außen?
Vielleicht fragen Sie sich, was es mit dieser Tür auf sich hat?
Was sich hinter der Tür befindet?
In wenigen Minuten werden Sie herausfinden, dass hinter der Tür ein besonderer Ort ist.
Ihr ganz persönlicher besonderer Ort.
Ein Ort, den Ihre Vorstellung bereits für Sie schafft.
Es ist ein wirklich besonderer Ort.
Ein Ort der Glückseligkeit.
Absoluter Glückseligkeit!
Nun ist Glückseligkeit ein altmodisches Wort.
Es wird heutzutage nicht oft benutzt.
Ich möchte ganz genau erklären, was ich mit Glückseligkeit meine.
Glückseligkeit ist ein Geisteszustand.
Glückseligkeit ist weitaus mehr als nur die Abwesenheit von Negativität.
Glückseligkeit beinhaltet auch die Abwesenheit von Problemen, Sorgen, Schwierigkeiten, Traumata und Ärger jeder Art.

Glückseligkeit ist noch mehr als das.
Glückseligkeit ist nicht nur das Fehlen jeder Negativität, sondern auch das positive Vorhandensein von Dingen wie Freiheit, Frieden, Wohlbehagen, Freude, Glück, Entspannung und Ruhe.
Absolute Freude, ... reine ... Glückseligkeit.
Um ein Gefühl der Glückseligkeit erleben zu können, müssen wir zumindest zeitweilig in der Lage sein, alle unsere Probleme und Sorgen beiseitezulegen.
Auf Ihrem Rücken finden Sie also einen Rucksack.
Setzen Sie diesen Rucksack ab, und stellen Sie ihn vor sich hin.
Öffnen Sie nun den Rucksack.
Sie finden darin eine Sammlung von Steinen.
Besonderen Steinen.
Achten Sie darauf, dass die Steine ein wenig flach sind, aber abgerundet und glatt, so wie die Steine, die man in einem Flussbett oder an einem steinigen Strand findet ...
Sehen Sie die besonderen Steine?
Dies sind wirklich besondere Steine, denn in Hypnose stellen Sie Symbole dar.
Die Steine repräsentieren *alle* Ihre speziellen Probleme.
Jedes Problem.
Jede Sorge.
Und weil diese Steine jedes Problem repräsentieren, nicht nur das, von dem Sie mir berichtet haben,
möchte ich etwas von vornherein *sehr* klar machen.
Den nächsten Teil dieser Übung werden Sie in *völliger und absoluter* Ungestörtheit ausführen.
Unter völliger und absoluter Ungestörtheit verstehe ich nicht nur die normale Vertraulichkeit, die Sie von einem Arzt erwarten können und die er Ihnen natürlich auch garantiert.
Nein, ich meine damit weitaus mehr.
Mit völliger und absoluter Ungestörtheit meine ich, dass Sie den nächsten Teil dieser Übung ganz und gar in Ihrem eigenen Kopf ausführen werden, in völliger Stille.
Das bedeutet, dass nur Sie wissen werden, welche Probleme die Steine für Sie repräsentieren.
Um es noch einmal absolut klar zu sagen:
Ich werde Sie nie und nimmer auffordern, mir zu sagen, was Ihre Steine für Sie bedeuten.

Nur Sie allein werden wissen, wie viele Steine in Ihrem Rucksack sind.
Noch einmal: Ich werde Sie nie und nimmer auffordern, über die Zahl der Steine in Ihrem Rucksack zu sprechen.
Und was vielleicht am wichtigsten ist: Nur Sie werden das Gewicht der Steine in Ihrem Rucksack kennen.
Offensichtlich besteht zwischen dem Gewicht der Steine und dem Gewicht Ihrer Probleme eine Beziehung.
Und noch einmal: Ich werde Sie nie und nimmer auffordern, mir das Gewicht der einzelnen Steine zu verraten.
Haben Sie die Garantie Ihrer Privatsphäre wirklich voll und ganz verstanden?
Diese Steine stehen für all die Probleme, die in Ihrem Geist aufgetaucht sind.
Es gibt Probleme, die sich auf das Jetzt, auf die Gegenwart beziehen.
Dies sind die Probleme und Sorgen, die sich jetzt, heute, am heutigen Tag in Ihrem Geist befinden.
Aber es gibt auch Steine, die sich auf die Vergangenheit beziehen.
Und die Vergangenheit schließt gestern, vorige Woche, vorigen Monat, voriges Jahr, die Zeit vor zehn Jahren und die Situation vor noch viel mehr Jahren ein.
Bis zurück zu den frühesten Erinnerungen an Probleme aus der Kindheit.
Und es kann auch Steine aus der Zukunft geben.
Wie ist das möglich, da die Zukunft doch noch gar nicht stattgefunden hat?
Nun, dabei handelt es sich um das, was ich die »Was wenn?«-Steine nenne.
Einige Menschen tragen Steine mit sich herum, die Sorgen wegen etwas, das in der Zukunft geschehen könnte, repräsentieren.
Was schiefgehen könnte!
Was sich nicht verändern könnte!
Manchmal repräsentieren diese Steine Möglichkeiten.
Manchmal sehr entfernte Möglichkeiten.
Aber einige Menschen tragen sie wie felsenfeste Wahrscheinlichkeiten bei sich.
Oder gar als riesige Gesteinsbrocken von Gewissheiten.
Ihre Vorstellungskraft wird Ihnen sagen, wie groß jeder Stein und wie gewichtig jedes Problem ist.
Schauen Sie sich nun die Steine im Rucksack an.

Ich möchte, dass Sie Folgendes tun.
In wenigen Augenblicken werde ich Ihnen signalisieren, dass Sie mit dem Leeren Ihres Rucksacks beginnen sollen.
Ich möchte, dass Sie dabei wie folgt vorgehen.
Ich möchte, dass Sie sich jetzt gleich den obersten Stein anschauen.
Wahrscheinlich befindet sich eine Aufschrift darauf.
Sie gibt Aufschluss darüber, welches Problem er verkörpert.
Ich möchte, dass Sie die Aufschrift lesen und das Problem erkennen.
Nehmen Sie den Stein dann kurz in die Hände, spüren Sie sein Gewicht, und legen Sie ihn neben der Tür auf den Boden.
Wenden Sie sich anschließend wieder dem Rucksack zu, und identifizieren Sie den nächsten Stein, spüren Sie sein Gewicht, und legen Sie auch ihn neben die Tür.
Fahren Sie so fort, bis der Rucksack völlig leer ist.
Wenn Sie Ihren Rucksack geleert haben, können Sie mir dies mitteilen, indem Sie den rechten Daumen hochstrecken.
Sind diese Anweisungen verständlich?
Dann wenden Sie sich nun dem Rucksack zu, und beginnen Sie, alle Ihre Probleme von sich abzuladen ...
Stein für Stein ...
Problem um Problem ...,
bis der Rucksack völlig leer ist.
Nehmen Sie sich so viel Zeit, wie Sie brauchen.
Einige der Steine, die Sie finden werden, haben Sie erwartet. Wegen anderer sind Sie vielleicht ein wenig überrascht.
Einige Steine könnten schwerer sein, als Sie erwartet haben. Andere erweisen sich als überraschend leicht.
Einige der Steine sind vielleicht schon sehr lange da.
Manche Probleme werden sogar durch drei Steine repräsentiert:
Einen für die Vergangenheit – dafür, wie Sie sich früher bezüglich des Problems gefühlt haben.
Einen dafür, wie das Problem Sie heute betrifft.
Und einen für die Zukunft – für die Ängste, die Sie bezüglich der Zukunft plagen mögen.
Nehmen Sie sich die Zeit, die Sie brauchen.
Stein für Stein.
Einige Steine haben vielleicht keine Aufschriften mehr.

Es ist sicher schwer, sich daran zu erinnern, was diese Steine repräsentieren.
Aber sie haben immer noch ein Gewicht; nehmen Sie sie deshalb aus dem Rucksack, und legen Sie sie neben die Tür.
Manche Menschen haben unglaublich viele Steine; andere nur wenige.
Einige Menschen sammeln sogar Kiesel.
Ein einzelner Kiesel ist klein.
Und nicht besonders schwer.
Aber viele Kiesel zusammen können ziemlich schwer sein.
Ein einzelner Kiesel ist wahrscheinlich zu klein für eine Aufschrift.
Es wäre zu zeitaufwendig, alle Kiesel einzeln aus dem Rucksack zu nehmen.
Sie können am Schluss die eventuell noch im Rucksack zurückgebliebenen Kiesel einfach herausschütten.
Wenn Ihr Rucksack leer ist, können Sie den Daumen hochstrecken.
Wenden Sie sich nun der Tür zu.
Legen Sie Ihre Hand auf den Türgriff, und begeben Sie sich durch die Tür an Ihren besonderen Ort.
Die Tür schließt sich hinter Ihnen.
Spüren Sie das Gefühl der Glückseligkeit an diesem besonderen Ort.
Spüren Sie das Gefühl der Freiheit.
Schauen Sie sich dort, wo Sie sich befinden, um.
Können Sie mir diesen Ort beschreiben?
Kehren Sie nun zu der Tür zurück, und verlassen Sie Ihren besonderen Ort der Glückseligkeit.
Sie können jederzeit wieder dorthin zurückkehren.
Vielleicht gehen Sie jeden Tag dorthin zurück, um Glückseligkeit zu erleben.
Ich beginne den Tag gern damit, ein paar Augenblicke Glückseligkeit zu erleben.
Schauen Sie sich nun die Steine neben der Tür an.
Diese Steine repräsentieren alle Ihre Probleme. Die der Vergangenheit, der Gegenwart und der Zukunft.
Nur Sie wissen, was genau diese Steine repräsentieren.
Nur Sie wissen, wie viele Steine es sind.
Vielleicht wünschen Sie sich nun, dass ich einen Zauberstab schwinge und dass alle Probleme daraufhin verschwinden.
Aber das ist nicht möglich. Es wäre reine Fantasie, es zu versuchen.
Das hier ist die Wirklichkeit.

Und Sie wissen, dass es in der Wirklichkeit ein paar Dinge gibt, die sich nicht verändern können.
Die Vergangenheit kann man nicht verändern.
Keine einzige Minute der Vergangenheit lässt sich verändern.
Nicht einmal eine Sekunde.
Und genauso wenig können Sie die Steine verändern.
Sie können weder Größe noch Form noch Farbe noch die Oberfläche oder die Zahl der Steine verändern.
Es ist einfach nicht möglich, sie zu verändern.
Aber eine sehr wichtige Veränderung können Sie vornehmen.
Sie ist simpel, kann aber eine unglaubliche Wirkung entfalten.
Sie können die Lage der Steine verändern.
Wenn Sie möchten, können Sie sich dafür entscheiden, einige oder auch alle Steine dort liegen zu lassen, wo sie sind.
Sie hätten dann immer noch die gleiche Größe, Form, Farbe und Oberfläche wie vorher.
Aber wenn Sie das Problem dort auf dem Boden liegen ließen, könnten Sie sein Gewicht nicht mehr spüren.
Dadurch würde sich das Problem in eine Formalie verwandeln. Eine reine Formalie.
Sie könnten das Gewicht des Steins dann nicht mehr spüren.
Verstehen Sie das?
Wenn Sie hingegen aus welchem Grund auch immer das Bedürfnis haben, einige Steine oder alle mit sich herumzutragen, können Sie die Steine natürlich jederzeit vom Boden aufheben und in den Rucksack packen.
Um die Probleme als Last zu erleben, müssen Sie ihr Gewicht spüren können ... Verstehen Sie das?
Leuchtet Ihnen der Unterschied zwischen einer Last und einer Formalie ein?
Dann treffen Sie nun sorgsam für jeden Stein eine Entscheidung.
Sie brauchen nicht für Ihr ganzes Leben zu entscheiden.
Nur für heute.
Gibt es Steine, die Sie nicht den ganzen restlichen Tag über als Last zu tragen brauchen?
Wenn ja, dann lassen Sie diese da liegen, wo sie sind.
Das ist kein Problem.
Dies sind flache Steine.
Sie werden nicht wegrollen.

Sie werden weiterhin die gleichen Probleme repräsentieren.
Sie werden ihre Größe, ihre Form, ihre Oberfläche und ihre Farbe behalten.
Aber Sie können entscheiden, ob Sie ihr Gewicht tragen wollen.
Ihre Probleme können Sie nicht verändern.
Aber Sie können entscheiden, ob Sie sie als Last oder als Formalie empfinden ...
Nehmen Sie sich die Zeit, die Sie brauchen, und entscheiden Sie selbst.
Es ist fantastisch.
Wenn Sie über die Position jedes Steins entschieden haben – natürlich absolut unbeeinflusst –, können Sie mir das wieder durch Heben eines Daumens signalisieren.
Nehmen Sie den Rucksack nun wieder auf den Rücken, und gehen Sie den Flur entlang.
Sie sehen rechts und links Türen.
Und auf dem Boden sehen Sie vielleicht ein paar Steine.
Einige Menschen sind »notorische Steineaufleser«, wie ich es nenne.
Niemand wird als Steineaufleser geboren.
Man muss das lernen.
Und gewöhnlich lernt man es von den eigenen Eltern.
In neun von zehn Fällen lernt man es von der Mutter.
»Oh, da liegt ein Stein.
Sei ein guter Junge/ein gutes Mädchen, und heb ihn auf.«
Da stecken viele »Müsste«- und »Sollte«-Botschaften drin.
Ich bin sicher, Sie wissen, was ich meine.
Ich selbst habe solch eine Mutter.
Viele von uns haben solche Mütter.
Doch einige Menschen mit vielen Steinen sind keine notorischen Steineaufleser.
Gewöhnlich sind dies sehr großzügige Menschen.
Warmherzige und großzügige Menschen.
Manchmal lassen sie ihre Rucksäcke weit offen, und andere Menschen (aber auch bestimmte Ereignisse) können einige *ihrer* Steine in diese Rucksäcke stecken.
Und ich bin mir sicher, Sie wissen, was ich damit meine!
Ich habe die Idee zu dieser Übung aufgrund eines Songs entwickelt, der in den 1960er-Jahren sehr beliebt war. Er hieß: *Turn, turn, turn.*
Vielleicht erinnern Sie sich an diesen Song der Byrds, der später auch von den Seekers übernommen wurde.

»There is a season, turn, turn, turn, and a time for everything under heaven ...«

Im zweiten Vers des Songs gibt es eine Zeile, in der es heißt: »Eine Zeit für das Niederlegen von Steinen, eine Zeit für das Sammeln von Steinen ...«.

Mir ging plötzlich auf, dass das Wort »Steineaufleser« ziemlich gut Menschen beschreibt, die mit allen möglichen Problemen, die sie im Laufe der Jahre angesammelt haben, zu mir kommen.

Einige sind sehr erfahrene und kunstfertige Steineaufleser.

Aber es ist, als hätten sie den ersten Teil der Songzeile vergessen:

»There's a time for laying down of stones« – es gibt eine Zeit für das Niederlegen von Steinen!

Ich wollte den Byrds schreiben, um mich bei ihnen für diese Inspiration zu bedanken, doch dann wies mich jemand darauf hin, dass sie diese Worte nicht selbst geschrieben hatten.

Sie hatten sie nur benutzt.

Der Text zu diesem Song wurde nicht in den 1960ern geschrieben, sondern er stammt aus der Bibel.

Die Worte stammen aus dem Buch Prediger.

Ich weiß zwar nicht, was der ursprüngliche Verfasser damit gemeint hat, aber ich nehme an, er wäre mit dem modernen Gebrauch seiner Worte zufrieden.

Sie selbst können entscheiden, wann es für Sie persönlich an der Zeit ist, Ihre Steine niederzulegen.

Sie können Ihre Steine jeden Tag niederlegen und Ihren besonderen Ort der Glückseligkeit erleben.

Sie können jeden Tag entscheiden, wo Sie Ihre Steine niederlegen.

Selbst wenn Sie sich verpflichtet fühlen, sie alle wieder aufzulesen, können Sie sich erfrischen, indem Sie ohne jede Last Zeit an Ihrem persönlichen Ort der Glückseligkeit verbringen.

An manchen Tagen können Sie vielleicht alle Steine auf dem Boden liegen lassen und sie wie eine Formalie behandeln.

An solchen Tagen können Sie den Tag mit einem klaren Geist beginnen.

Und Sie können diese Übung in Ihrem persönlichen Tempo so oft wiederholen, wie Sie wollen.

Ich persönlich mag es, sie jeden Morgen auszuführen.

Es ist jedes Mal anders.

Sie werden jedes Mal etwas Neues lernen.

Die Übung erinnert mich an einen alten Witz über den Erwerb von Immobilien.
Welche drei Faktoren sollten beim Immobilienerwerb besonders berücksichtigt werden?
Es sind die Lage, die Lage und die Lage.
Nicht die Bedeutung eines Steins ist das Wichtigste.
Auch nicht seine Größe oder Form oder die Zahl der Steine ist am wichtigsten.
Nicht einmal das Gewicht der Steine ist besonders wichtig.
Die drei wichtigsten Faktoren bei der Einschätzung dessen, ob ein Problem, ein Stein, eine unerträgliche Last oder nur eine Formsache ist, sind die Lage, die Lage und die Lage.
Sie können jeden Tag mit einem Gefühl der Glückseligkeit beginnen.
Sie können Ihre Steine niederlegen. Und indem Sie das tun, verwandeln Sie Ihre Lasten in Formalien.
Doch nun orientieren Sie sich zunächst allmählich wieder in diesem Raum und der Gegenwart.
Sie hören die Umgebungsgeräusche nun klarer, und sobald Sie sich bereit fühlen, können Sie langsam die Augen öffnen und die Trance verlassen.

8 Der besondere Ort der Glückseligkeit – Mikroanalyse

Tranceinduktion	Kommentar
Ich möchte Ihnen heute beibringen, wie Sie Ihren ganz eigenen einzigartigen besonderen Ort der Glückseligkeit erleben können ...	*Pause*
Ich möchte, dass Sie sich einen Flur vorstellen.	*Visualisation*
Sie gehen durch diesen Flur und sehen links und rechts Türen. Und auch am Ende des Flurs sehen Sie eine Tür.	*Visualisation*
Eine sehr einladende Tür.	*»Einladend« ist ein ungewöhnliches Adjektiv, wenn es sich um eine Tür handelt, aber hier wichtig, um ein potenzielles Abreagieren zu vermeiden. Menschen haben Lust, durch eine einladende Tür einzutreten. Suggerieren Sie niemals eine bestimmte Farbe, denn Sie können nicht wissen, ob eine bestimmte Farbe eine unerwünschte Erinnerung reaktivieren könnte. Überlassen Sie es den Patienten immer selbst, eine Farbe für ihre Visualisation zu wählen.*
Über Größe und Form der Tür können Sie selbst entscheiden.	*Vergleichbare Optionen – Wahlmöglichkeit*
Können Sie mir sagen, welche Farbe die Tür hat?	*Warten Sie bei dieser und den folgenden Fragen jeweils auf eine Antwort.*

Tranceinduktion	Kommentar
Ist es eine glatte Tür oder eine Kassettentür? Hat die Tür eine Klinke? Befindet sich die Klinke auf der linken oder auf der rechten Seite? Welche Farbe und Form hat die Klinke? Nun schauen Sie ganz genau hin: Öffnet sich die Tür nach innen oder nach außen?	*Durch die Beantwortung dieser Fragen ist gewährleistet, dass der Patient sich aktiv eine bestimmte Tür vorstellt. Sich eine Tür vorzustellen ist für niemanden schwierig, und wenn jemand behauptet, nicht in der Lage zu sein, sich eine Tür vorzustellen, dann fahren Sie nicht fort. Dies ist ein Zeichen für Widerstand und bedeutet wahrscheinlich, dass die Person sich Sorgen macht wegen der Sicherheit des geplanten Verfahrens. Ich habe nur ein einziges Mal erlebt, dass jemand behauptete, nicht in der Lage zu sein, sich eine Tür vorzustellen, obwohl ich diese Übung bei meiner Arbeit mit mehreren Tausend Patienten benutzt habe. Dem betreffenden Patienten machte ich Komplimente wegen seines sehr effektiven unbewussten Abwehrmechanismus, der es ihm unmöglich machte, sich eine einfache Tür vorzustellen, obwohl er offensichtlich wusste, was eine Tür ist. Anschließend forderte ich den Betreffenden auf, für den Rest der Übung eine Augenbinde anzulegen und diese erst wieder auszuziehen, wenn er das Gefühl hätte, genug Zuversicht und Vertrauen entwickelt zu haben!*
Vielleicht fragen Sie sich, was es mit dieser Tür auf sich hat? Was sich hinter der Tür befindet?	
In wenigen Minuten werden Sie herausfinden, dass hinter der Tür ein besonderer Ort ist. Ihr ganz persönlicher besonderer Ort.	*Einzigartigkeit*
Ein Ort, den Ihre Vorstellung bereits für Sie schafft.	*Sie brauchen sich dessen momentan nicht bewusst zu sein.*
Es ist ein wirklich besonderer Ort. Ein Ort der Glückseligkeit. Absoluter Glückseligkeit!	

Tranceinduktion	Kommentar
Nun ist Glückseligkeit ein altmodisches Wort.	*Truismus*
Es wird heutzutage nicht oft benutzt.	*Truismus*
Ich möchte ganz genau erklären, was ich mit Glückseligkeit meine. Glückseligkeit ist ein Geisteszustand.	*Truismus*
Glückseligkeit ist weitaus mehr als nur die Abwesenheit von Negativität.	*Truismus*
Glückseligkeit beinhaltet auch die Abwesenheit von Problemen, Sorgen, Schwierigkeiten, Traumata und Ärger jeder Art.	*Truismus*
Glückseligkeit ist noch mehr als das.	*Truismus*
Glückseligkeit ist nicht nur das Fehlen jeder Negativität, sondern auch das positive Vorhandensein von Dingen wie Freiheit, Frieden, Wohlbehagen, Freude, Glück, Entspannung und Ruhe.	*Eine nützliche Suggestion, die so gesprochen wird, als sei jedes Wort auch ein Truismus.*
Absolute Freude, ... reine ... Glückseligkeit. Um ein Gefühl der Glückseligkeit erleben zu können, müssen wir zumindest zeitweilig in der Lage sein, alle unsere Probleme und Sorgen beiseitezulegen.	*Eine weitere nützliche Suggestion, die wie ein Truismus gesprochen wird.*
Auf Ihrem Rücken finden Sie also	*Ein nützliches Überleitungswort, das man auch dann benutzen kann, wenn gar keine plausible Verbindung zum folgenden existiert.*
einen Rucksack.	
Setzen Sie diesen Rucksack ab, und stellen Sie ihn vor sich hin.	*direkte Suggestion*
Öffnen Sie nun den Rucksack.	*direkte Suggestion*
Sie finden darin eine Sammlung von Steinen. Besonderen Steinen.	
Achten Sie darauf, dass die Steine ein wenig flach sind, aber abgerundet und glatt, so wie die Steine, die man in einem Flussbett oder an einem steinigen Strand findet ...	

Tranceinduktion	Kommentar
Sehen Sie die besonderen Steine?	*Warten Sie auf die Bestätigung.*
Dies sind wirklich besondere Steine, denn in Hypnose stellen sie Symbole dar. Die Steine repräsentieren *alle* Ihre speziellen Probleme. *Jedes* Problem. *Jede* Sorge.	*Das ist eine sehr wichtige Umdeutung.*
Und weil diese Steine *jedes* Problem repräsentieren, nicht nur das, von dem Sie mir berichtet haben, möchte ich etwas von vornherein *sehr* klar machen. Den nächsten Teil dieser Übung werden Sie in *völliger und absoluter* Ungestörtheit ausführen.	*Beruhigung*
Unter völliger und absoluter Ungestörtheit verstehe ich nicht nur die normale Vertraulichkeit, die Sie von einem Arzt erwarten können und die er Ihnen natürlich auch garantiert.	*erneute Beruhigung*
Nein, ich meine damit weitaus mehr.	*Es kommt also noch besser.*
Mit völliger und absoluter Ungestörtheit meine ich, dass Sie den nächsten Teil dieser Übung ganz und gar in Ihrem eigenen Kopf ausführen werden, in völliger Stille.	*Eine Offenlegung findet nicht statt.*
Das bedeutet, dass nur Sie wissen werden, welche Probleme die Steine für Sie repräsentieren.	
Um es noch einmal absolut klar zu sagen:	*eine weitere Beruhigung*
Ich werde Sie nie und nimmer auffordern, mir zu sagen, was Ihre Steine für Sie bedeuten.	*Ein unausgesprochenes »deshalb«*
Nur Sie allein werden wissen, wie viele Steine in Ihrem Rucksack sind.	
Noch einmal: Ich werde Sie nie und nimmer auffordern, über die Zahl der Steine in Ihrem Rucksack zu sprechen.	

Tranceinduktion	Kommentar
Und was vielleicht am wichtigsten ist: Nur Sie werden das Gewicht der Steine in Ihrem Rucksack kennen.	
Offensichtlich	*Ein Wort, das tatsächlich bedeutet: »Es ist nicht offensichtlich«, das aber die Äußerung als selbsterklärend erscheinen lässt.*
besteht zwischen dem Gewicht der Steine und dem Gewicht Ihrer Probleme eine Beziehung.	
Und noch einmal: Ich werde Sie nie und nimmer auffordern, mir das Gewicht der einzelnen Steine zu verraten.	
Haben Sie die Garantie Ihrer Privatsphäre wirklich voll und ganz verstanden?	*Warten Sie ein Nicken oder einen anderen Hinweis auf eine Bestätigung ab.*
Diese Steine stehen für all die Probleme, die in Ihrem Geist aufgetaucht sind. Es gibt Probleme, die sich auf das Jetzt, auf die Gegenwart beziehen. Dies sind die Probleme und Sorgen, die sich jetzt, heute, am heutigen Tag in Ihrem Geist befinden. Aber es gibt auch Steine, die sich auf die Vergangenheit beziehen. Und die Vergangenheit schließt gestern, vorige Woche, vorigen Monat, voriges Jahr, die Zeit vor zehn Jahren und die Situation vor noch viel mehr Jahren ein. Bis zurück zu den frühesten Erinnerungen an Probleme aus der Kindheit. Und es kann auch Steine aus der Zukunft geben. Wie ist das möglich, da die Zukunft doch noch gar nicht stattgefunden hat? Nun, dabei handelt es sich um das, was ich die »Was wenn?«-Steine nenne.	

Tranceinduktion	Kommentar
Einige Menschen tragen Steine mit sich herum, die Sorgen wegen etwas, das in der Zukunft geschehen könnte, repräsentieren.	*Habe ich »alle Sorgen« gesagt?*
Was schiefgehen könnte! Was sich nicht verändern könnte!	*Ausrufe, keine Fragen*
Manchmal repräsentieren diese Steine Möglichkeiten. Manchmal sehr entfernte Möglichkeiten. Aber einige Menschen tragen sie wie felsenfeste Wahrscheinlichkeiten bei sich. Oder gar als riesige Gesteinsbrocken von Gewissheiten. Ihre Vorstellungskraft wird Ihnen sagen, wie groß jeder Stein und wie gewichtig jedes Problem ist.	*Das wird automatisch geschehen.*
Schauen Sie sich nun die Steine im Rucksack an.	*Visualisation*
Ich möchte, dass Sie Folgendes tun.	*Hören Sie genau zu.*
In wenigen Augenblicken werde ich Ihnen signalisieren, dass Sie mit dem Leeren Ihres Rucksacks beginnen sollen. Ich möchte, dass Sie dabei wie folgt vorgehen.	*Die Anweisungen folgen.*
Ich möchte, dass Sie sich jetzt gleich den obersten Stein anschauen. Wahrscheinlich befindet sich eine Aufschrift darauf.	*Vielleicht aber auch nicht!*
Sie gibt Aufschluss darüber, welches Problem er verkörpert. Ich möchte, dass Sie die Aufschrift lesen und das Problem erkennen. Nehmen Sie den Stein dann kurz	*»kurz« ist sehr wichtig, weil jede eventuelle Abreaktion vermieden werden soll*
in die Hände, spüren Sie sein Gewicht, und legen Sie ihn neben der Tür auf den Boden.	

Tranceinduktion	Kommentar
Wenden Sie sich anschließend wieder dem Rucksack zu, und identifizieren Sie den nächsten Stein, spüren Sie sein Gewicht, und legen Sie auch ihn neben die Tür. Fahren Sie so fort, bis der Rucksack völlig leer ist. Wenn Sie Ihren Rucksack geleert haben, können Sie mir dies mitteilen, indem Sie den rechten Daumen hochstrecken.	
Sind diese Anweisungen verständlich?	*Warten Sie auf ein Zeichen der Bestätigung.*
Nehmen Sie sich so viel Zeit, wie Sie brauchen.	*Soweit es vernünftigerweise zumutbar ist.*
	Lassen Sie dem Patienten genügend Zeit, seine Steine aus dem Rucksack zu nehmen. Hin und wieder eine verständnisvolle Bemerkung kann nützlich sein. Beispiele:
Einige der Steine, die Sie finden werden, haben Sie erwartet. Wegen anderer sind Sie vielleicht ein wenig überrascht. Einige Steine könnten schwerer sein, als Sie erwartet haben. Andere erweisen sich als überraschend leicht. Einige der Steine sind vielleicht schon sehr lange da. Manche Probleme werden sogar durch drei Steine repräsentiert: Einen für die Vergangenheit – dafür, wie Sie sich früher bezüglich des Problems gefühlt haben. Einen dafür, wie das Problem Sie heute betrifft. Und einen für die Zukunft – für die Ängste, die Sie bezüglich der Zukunft plagen mögen. Nehmen Sie sich die Zeit, die Sie brauchen. Stein für Stein. Einige Steine haben vielleicht keine Aufschriften mehr.	*Es ist okay, sich nicht daran zu erinnern.*

Tranceinduktion	Kommentar
Es ist sicher schwer, sich daran zu erinnern, was diese Steine repräsentieren. Aber sie haben immer noch ein Gewicht; nehmen Sie sie deshalb aus dem Rucksack, und legen Sie sie neben die Tür.	*Sogar vergessene Lasten kann man niederlegen.*
Manche Menschen haben unglaublich viele Steine; andere nur wenige.	*Truismen*
Einige Menschen sammeln sogar Kiesel. Jeder Kiesel ist klein. Und nicht besonders schwer. Aber viele Kiesel zusammen können ziemlich schwer sein.	*Truismen*
Ein einzelner Kiesel ist wahrscheinlich zu klein für eine Aufschrift. Es wäre zu zeitaufwendig, alle Kiesel einzeln aus dem Rucksack zu nehmen. Sie können am Schluss die eventuell noch im Rucksack zurückgebliebenen Kiesel einfach herausschütten.	*Das ist leicht zu schaffen.*
Wenn Ihr Rucksack leer ist, können Sie den Daumen hochstrecken.	*Wenn der Daumen sich erhebt, können Sie mit der nächsten Phase beginnen.*
Wenden Sie sich nun der Tür zu. Legen Sie Ihre Hand auf den Türgriff, und begeben Sie sich durch die Tür an Ihren besonderen Ort. Die Tür schließt sich hinter Ihnen. Spüren Sie das Gefühl der Glückseligkeit an diesem besonderen Ort. Spüren Sie das Gefühl der Freiheit.	*kinästhetische/emotionale Suggestion*
Schauen Sie sich dort, wo Sie sich befinden, um.	*Suggerieren einer Visualisation*
Können Sie mir diesen Ort beschreiben?	*Nutzen Sie alle Vorstellungsbilder, über die berichtet wird, und deuten Sie sie auf eine Weise, die dem Gefühl der Glückseligkeit besonders nahekommt. Lassen Sie den Patienten einige Minuten lang ein Gefühl der Glückseligkeit erleben.*

Tranceinduktion	Kommentar
Kehren Sie nun zu der Tür zurück, und verlassen Sie Ihren besonderen Ort der Glückseligkeit. Sie können jederzeit wieder dorthin zurückkehren.	*um auf eventuelle Traurigkeit beim Abschied einzugehen*
Vielleicht gehen Sie jeden Tag dorthin zurück, um Glückseligkeit zu erleben. Ich beginne den Tag gern damit, ein paar Augenblicke Glückseligkeit zu erleben.	*Mitteilung eines eigenen Erlebnisses*
Schauen Sie sich nun die Steine neben der Tür an. Diese Steine repräsentieren alle Ihre Probleme. Die der Vergangenheit, der Gegenwart und der Zukunft.	*Truismus*
Nur Sie wissen, was genau diese Steine repräsentieren. Nur Sie wissen, wie viele Steine es sind.	*Truismus*
Vielleicht wünschen Sie sich nun, dass ich einen Zauberstab schwinge und dass alle Probleme daraufhin verschwinden. Aber das ist nicht möglich. Es wäre reine Fantasie, es zu versuchen. Das hier ist die Wirklichkeit.	*Tatsächlich?*
Und Sie wissen, dass es in der Wirklichkeit ein paar Dinge gibt, die sich nicht verändern können.	*Truismus*
Die Vergangenheit kann man nicht verändern.	*Truismus*
Keine einzige Minute der Vergangenheit lässt sich verändern.	*Truismus*
Nicht einmal eine Sekunde.	*Truismus*
Und genauso wenig können Sie die Steine verändern.	*Truismus*
Sie können weder Größe noch Form noch Farbe noch die Oberfläche oder die Zahl der Steine verändern.	*Truismus*

Tranceinduktion	Kommentar
Es ist einfach nicht möglich, sie zu verändern.	*Truismus*
Aber eine sehr wichtige Veränderung können Sie vornehmen. Sie ist simpel, kann aber eine unglaubliche Wirkung entfalten. Sie können die Lage der Steine verändern.	*Truismus*
Wenn Sie möchten, können Sie sich dafür entscheiden, einige oder auch alle Steine dort liegen zu lassen, wo sie sind.	*Truismus*
Sie hätten dann immer noch die gleiche Größe, Form, Farbe und Oberfläche wie vorher.	*Truismus*
Aber wenn Sie das Problem dort auf dem Boden liegen ließen, könnten Sie sein Gewicht nicht mehr spüren.	*Truismus*
Dadurch würde sich das Problem in eine Formalie verwandeln. Eine reine Formalie. Sie könnten das Gewicht des Steins dann nicht mehr spüren.	*Truismus*
Verstehen Sie das?	*Warten Sie auf eine Bestätigung, und erklären Sie nötigenfalls noch genauer, was Sie meinen.*
Wenn Sie hingegen aus welchem Grund auch immer das Bedürfnis haben, einige Steine oder alle mit sich herumzutragen, können Sie die Steine natürlich jederzeit vom Boden aufheben und in den Rucksack packen.	*Damit wird das Tragen einer Last zu einer Frage der eigenen Wahl.*
Um die Probleme als Last zu erleben, müssen Sie ihr Gewicht spüren können ... Verstehen Sie das? Leuchtet Ihnen der Unterschied zwischen einer Last und einer Formalie ein? Dann treffen Sie nun sorgsam für jeden Stein eine Entscheidung.	*kein Grund zur Eile*

Tranceinduktion	Kommentar
Sie brauchen nicht für Ihr ganzes Leben zu entscheiden. Nur für heute. Gibt es Steine, die Sie nicht den ganzen restlichen Tag über als Last zu tragen brauchen?	*Das ist die wichtigste Botschaft.*
Wenn ja, dann lassen Sie diese da liegen, wo sie sind. Das ist kein Problem.	*Beruhigung*
Dies sind flache Steine. Sie werden nicht wegrollen.	*Truismus*
Sie werden weiterhin die gleichen Probleme repräsentieren.	*Truismus*
Sie werden ihre Größe, ihre Form, ihre Oberfläche und ihre Farbe behalten.	*Truismus*
Aber Sie können entscheiden, ob Sie ihr Gewicht tragen wollen.	*nützliche Suggestion*
Ihre Probleme können Sie nicht verändern.	*Truismus*
Aber Sie können entscheiden, ob Sie sie als Last oder als Formalie empfinden …	
Nehmen Sie sich die Zeit, die Sie brauchen, und entscheiden Sie selbst. Es ist fantastisch.	*Was »Es« ist, bleibt offen.*
Wenn Sie über die Position jedes Steins entschieden haben – natürlich absolut unbeeinflusst –, können Sie mir das wieder durch Heben eines Daumens signalisieren.	*Warten Sie darauf, dass sich der Daumen hebt.*
Nehmen Sie den Rucksack nun wieder auf den Rücken, und gehen Sie den Flur entlang. Sie sehen rechts und links Türen.	*Die Lateralität wird umgekehrt.*
Und auf dem Boden sehen Sie vielleicht ein paar Steine.	*Möglichkeit*
Einige Menschen sind »notorische Steineaufleser«, wie ich es nenne.	*Vielleicht ist ja auch der Patient solch ein Mensch.*
Niemand wird als Steineaufleser geboren. Man muss das lernen.	*Es ist also keine genetische Anlage.*

Tranceinduktion	Kommentar
Und gewöhnlich lernt man es von den eigenen Eltern. In neun von zehn Fällen lernt man es von der Mutter. »Oh, da liegt ein Stein. Sei ein guter Junge/ ein gutes Mädchen, und heb' ihn auf.«	*Benutzen Sie hier das für den Patienten zutreffende Geschlecht.*
Da stecken viele »Müsste«- und »Sollte«-Botschaften drin. Ich bin sicher, Sie wissen, was ich meine. Ich selbst habe solch eine Mutter.	*Ähnlichkeit in der Erziehung*
Viele von uns haben solche Mütter.	*Es kommt häufig vor.*
Doch einige Menschen mit vielen Steinen sind keine notorischen Steineaufleser. Gewöhnlich sind dies sehr großzügige Menschen. Warmherzige und großzügige Menschen. Manchmal lassen sie ihre Rucksäcke weit offen, und andere Menschen (aber auch bestimmte Ereignisse) können einige *ihrer* Steine in diese Rucksäcke stecken.	*Zwei Sekunden pausieren.*
Und ich bin mir sicher, Sie wissen, was ich damit meine!	
Ich habe die Idee zu dieser Übung aufgrund eines Songs entwickelt, der in den 1960er-Jahren sehr beliebt war. Er hieß: »Turn, turn, turn«. Vielleicht erinnern Sie sich an diesen Song der Byrds, der später auch von den Seekers übernommen wurde. »*There is a season, turn, turn, turn, and a time for everything under heaven …*« Im zweiten Vers des Songs gibt es eine Zeile, in der es heißt: »Eine Zeit für das Niederlegen von Steinen, eine Zeit für das Sammeln von Steinen …«.	*Ehrlich gesagt, ist das nicht der korrekte Text!*
Mir ging plötzlich auf, dass das Wort »Steineaufleser« ziemlich gut Menschen beschreibt, die mit allen möglichen Problemen, die sie im Laufe der Jahre angesammelt haben, zu mir kommen.	*eben Steineaufleser*

Tranceinduktion	Kommentar
Einige sind sehr erfahrene und kunstfertige Steineaufleser.	*Dies ist eine Umdeutung von »viele Probleme haben«.*
Aber es ist, als hätten sie den ersten Teil der Songzeile vergessen: »*There's a time for laying down of stones*« – es gibt eine Zeile für das Niederlegen von Steinen!	
Ich wollte den Byrds schreiben, um mich bei ihnen für diese Inspiration zu bedanken, doch dann wies mich jemand darauf hin, dass sie diese Worte nicht selbst geschrieben hatten. Sie hatten sie nur benutzt.	
Der Text zu diesem Song wurde nicht in den 1960ern geschrieben, sondern er stammt aus der Bibel. Die Worte stammen aus dem Buch Prediger. Ich weiß zwar nicht, was der ursprüngliche Verfasser damit gemeint hat, aber ich nehme an, er wäre mit dem modernen Gebrauch seiner Worte zufrieden.	
Sie selbst können entscheiden, wann es für Sie persönlich an der Zeit ist, Ihre Steine niederzulegen. Sie können Ihre Steine jeden Tag niederlegen und Ihren besonderen Ort der Glückseligkeit erleben. Sie können jeden Tag entscheiden, wo Sie Ihre Steine niederlegen. Selbst wenn Sie sich verpflichtet fühlen, sie alle wieder aufzulesen, können Sie sich erfrischen, indem Sie ohne jede Last Zeit an Ihrem persönlichen Ort der Glückseligkeit verbringen. An manchen Tagen können Sie vielleicht alle Steine auf dem Boden liegen lassen und sie wie eine Formalie behandeln. An solchen Tagen können Sie den Tag mit einem klaren Geist beginnen. Und Sie können diese Übung in Ihrem persönlichen Tempo so oft wiederholen, wie Sie wollen.	

Tranceinduktion	Kommentar
Ich persönlich mag es, sie jeden Morgen auszuführen.	*Ich nutze diese Technik auch selbst.*
Es ist jedes Mal anders. Sie werden jedes Mal etwas Neues lernen.	
Die Übung erinnert mich an einen alten Witz über den Erwerb von Immobilien.	*komödiantische Auflockerung*
Welche drei Faktoren sollten beim Immobilienerwerb besonders berücksichtigt werden? Es sind die Lage, die Lage und die Lage.	
Nicht die Bedeutung eines Steins ist das Wichtigste. Auch nicht seine Größe oder Form oder die Zahl der Steine ist am wichtigsten. Nicht einmal das Gewicht der Steine ist besonders wichtig. Die drei wichtigsten Faktoren bei der Einschätzung dessen, ob ein Problem, ein Stein, eine unerträgliche Last oder nur eine Formsache ist, sind die Lage, die Lage und die Lage.	*Herstellung einer Verbindung zur komödiantischen Auflockerung*
Sie können jeden Tag mit einem Gefühl der Glückseligkeit beginnen. Sie können Ihre Steine niederlegen. Und indem Sie das tun, verwandeln Sie Ihre Lasten in Formalien.	
Doch nun orientieren Sie sich zunächst allmählich wieder in diesem Raum und der Gegenwart.	*Reorientierung*
Sie hören die Umgebungsgeräusche nun klarer, und sobald Sie sich bereit fühlen, können Sie langsam die Augen öffnen und die Trance verlassen.	*beruhigende Rückgeleitung in die Realität*

Zum Abschluss

Diese Kombination von Kurzzeittherapie-Techniken, bestehend aus der strukturierten Aufnahmesitzung für Angst- und Panikstörungen, dem Teekannentest, der Vergrößerungsglasmetapher, der Vier-Finger-Technik, der Vermittlung der Fähigkeit, wie ein Optimist zu denken, und der Schaffung eines besonderen Ortes der Glückseligkeit, wird vielleicht nicht alle Ihre Patienten mit Angst- oder Panikstörungen heilen, aber sicher die meisten. Und sicherlich werden sie zumindest helfen.

Auch wenn nur ich selbst die in diesem Buch erläuterten Skripts mit absoluter Authentizität und Überzeugungskraft übermitteln kann, hoffe ich doch, dass es Ihnen gelingen wird, den Text so zu adaptieren und zu modifizieren, dass sich das Konzept für Ihre persönliche Arbeit eignet. Die detaillierten Mikroanalysen werden Ihnen beim Verfassen eigener Hypnose-Skripte eine Hilfe sein. Die oben genannten Methoden sind nur fünf von insgesamt fünfzig oder mehr Modulen therapeutischer Arbeit, die ich in meiner Praxis häufig benutze.

Ich bezeichne meinen Therapiestil als *modulare Hypnose*, und die fünf beschriebenen Module leisten mir bei Patienten, die wegen Angst- oder Panikproblemen zu mir kommen, gute Dienste. Für jede andere Störung, die ich behandle, habe ich eine spezielle Aufnahmesitzung entwickelt, beispielsweise für Schlaflosigkeit oder chronische Schmerzen, an die sich in der Regel die Vergrößerungsglasmetapher sowie zwei oder drei weitere Module anschließen, die für die Behandlung des betreffenden Problems besonders geeignet sind.

Die vier in diesem Buch beschriebenen Techniken sind Möglichkeiten, an den Erlebensdefiziten zu arbeiten, die zur Folge haben, was ich als *emotionalen Analphabetismus* bezeichne – dies ist meine persönliche Bezeichnung für das, was allgemein Angst und Panik genannt wird.

Wenn jemand nicht lesen und schreiben kann, ist es sinnlos, sich nach den schulischen Leistungen des Betreffenden zu erkundigen und nach Gründen für sein Manko zu forschen; wesentlich nützlicher ist es, ihm das Lesen und Schreiben beizubringen. Deshalb frage ich Patienten, die unter Angst leiden, nicht, warum sie sich nicht entspannen können, warum sie sich nicht von ihren unerwünschten Gedanken lösen können, warum sie nicht wissen, wie sie optimistisch sein oder sich mit ihrem emotionalen Gepäck auseinandersetzen können. Ich sehe keine Veranlassung, nach Gründen für ihre Unfähigkeit zu diesen Dingen zu forschen. Ich weiß, dass ich ihnen diese Fertigkeiten beibringen kann und dass sie unsere gemeinsamen Sitzungen mithilfe der Tonaufnahmen optimal nutzen können, um das, was ihnen fehlt, zu lernen.

Es gibt noch viele andere Module, die ich in diesem Buch nicht beschreibe.

Ich bin ein spezialisierter Generalist. Ich kann Hypnose und andere Techniken benutzen, um A – Angst, Anorexie, B – Bulimie, C – chronischen Schmerz, D – Depression und praktisch alle übrigen Buchstaben des Alphabets außer Q und Z zu behandeln. Das ist übrigens typisch für das Leben in Neuseeland. Bei uns leben nur 4 800 000 Menschen, und das zwingt uns, in vielen Aspekten unserer Arbeit Experten zu sein.

Im Jahre 1991 habe ich zum ersten Mal an einem Wochenendkurs in Hypnose teilgenommen und etwas über die medizinische Verwendung von Hypnose gelernt. Ich war von den Möglichkeiten der Hypnose sofort begeistert und habe sie schon am folgenden Tag genutzt. Im Jahre 1993 wurde ich Präsident der Neuseeländischen Hypnosegesellschaft, und 1996 habe ich die erste Hypnosepraxis in Neuseeland eröffnet. Zwanzig Jahre später ist es immer noch die einzige Hypnosepraxis Neuseelands, und dies hier ist mein erstes Buch für Therapeuten.

Mein sehr individueller Hypnosestil umfasst einige der besten Elemente der klassischen Hypnose, der Ericksonschen Hypnose, des Geschichtenerzählens und des Schauspiels und wird von meinen Kollegen die McCarthy-Methode genannt. Die benutzten Techniken haben sich in meiner Praxis bei den über 10 000 Patienten mit Angst- oder Panikproblemen, die ich bis einschließlich 2018 behandelt habe, bewährt.

Ich hoffe, dass Sie herausfinden, was von diesen Techniken sich in Ihren eigenen Therapiestil integrieren lässt, sodass Sie Angst- und Panikstörungen noch besser behandeln können.

Literatur

Geary, B. B. a. J. K. Zeig (2001): Handbook of Ericksonian Psychotherapy. Phoenix, AZ (Milton H. Erickson Foundation).

McCarthy, P. (2012): Relax: Say Goodbye to Anxiety and Panic. Wellington, NZ (Huia).

McCarthy, P. (2013): Quit: Say Goodbye to Smoking. Wellington, NZ (Huia).

Prochaska, J. O., J. C. Norcross u. C. C. DiClemente (1997): Jetzt fange ich neu an. Das revolutionäre Sechs-Schritte-Programm für ein dauerhaft suchtfreies Leben. München (Droemer Knaur).

Seligman, M. (1991): Pessimisten küsst man nicht: Optimismus kann man lernen. München (Droemer Knaur).

Über den Autor

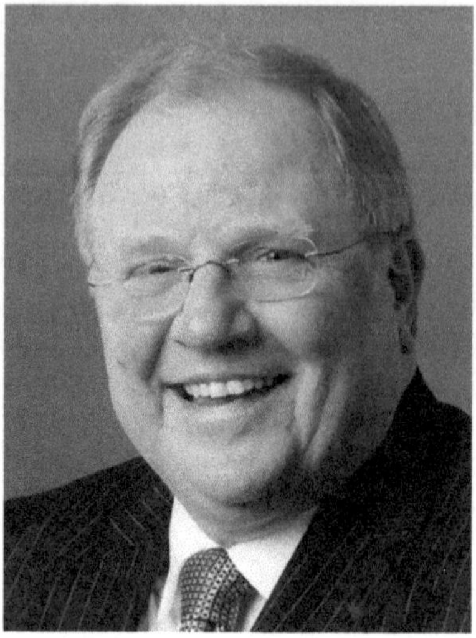

Patrick McCarthy, Dr. med., studierte Medizin in Glasgow. Wegbereiter der Hypnotherapie in Neuseeland. Hypnotherapeut in Wellington. Einige Jahre Präsident der New Zealand Society of Hypnosis NZHS. Autor von Fachbüchern und Theaterstücken.